老老恒言养生粥

精选

208道

杨力 编著

中国中医科学院教授、博士生导师

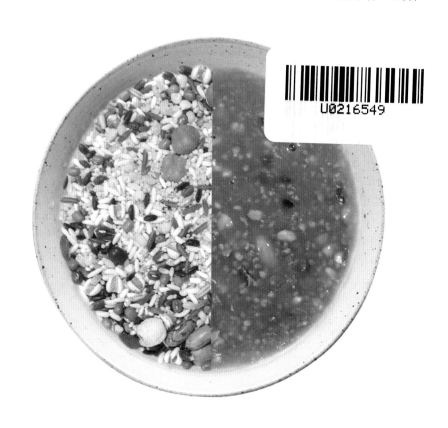

U0216549

中国轻工业出版社

图书在版编目（CIP）数据

老老恒言：精选养生粥208道/杨力编著.—北京：
中国轻工业出版社，2022.2

ISBN 978-7-5184-3728-3

Ⅰ.①老… Ⅱ.①杨… Ⅲ.①粥－食物养生－食谱
Ⅳ.①R247.1 ②TS972.137

中国版本图书馆CIP数据核字（2021）第230669号

责任编辑：关 冲 付 佳
策划编辑：翟 燕 付 佳 责任终审：李建华 版式设计：悦然生活
封面设计：伍毓泉 责任校对：晋 洁 责任监印：张京华

出版发行：中国轻工业出版社（北京东长安街6号，邮编：100740）
印 刷：北京博海升彩色印刷有限公司
经 销：各地新华书店
版 次：2022年2月第1版第1次印刷
开 本：710×1000 1/16 印张：12
字 数：200千字
书 号：ISBN 978-7-5184-3728-3 定价：49.80元
邮购电话：010-65241695
发行电话：010-85119835 传真：85113293
网 址：http://www.chlip.com.cn
Email：club@chlip.com.cn
如发现图书残缺请与我社邮购联系调换
210284S1X101ZBW

经典中的养生粥

清代著名养生专家曹庭栋的《老老恒言》是一部著名的养生专著，其中的粥道及 100 个粥方是流传至今的经典。

粥，是中国人的一大发明，也是中国人的最爱。粥在中国历史上已有数千年历史。粥的记载，最早见于《周书》："黄帝始烹谷为粥"。之后，粥和药食结合的三千多年历史，更展示了粥的养生功能及对中国人健康长寿做出的贡献。

自古粥乃天下第一补，理论源于《黄帝内经》："五谷为养，五菜为充，五果为助，五畜为益，气味合而服之，以补精益气"。

《老老恒言》一书专讲起居、守静及粥道，号称养生三宝。其中的粥道及粥方最为精彩，包括上、中、下三品，强调粥最能滋养五脏。本书做了精选，并结合古今各种宫廷粥、民间粥、地方特色粥，尤其以长寿粥、养生粥、药食粥、节气粥等为主，精选了 208 道养生长寿粥，全方位地集中展示了中国粥的风采。希望这本书，能帮助广大读者健康长寿。

最后，祝 14 亿中国人健康长寿 100 岁！

2021 年 7 月于北京

目录

一碗好粥，离不开五谷杂粮的陪伴　·11

谷物的芳香　·12

豆类的诱惑　·13

干果的享受　·14

十款经典养生长寿粥　·15

（壹）《老老恒言》粥养之道
喝对粥膳更养人

粥能益人，滋补强身　·18

粥为人间第一补　·18

找准好"搭档"，煮粥就成功了一半　·18

《老老恒言》煮粥"四要"　·19

择米：好米出好粥　·19

择水：不同的水煮出来的粥味道不同　·19

火候：火候未到，气味不足；火候太过，气味反减　·20

食候：喝粥也要讲究时间　·20

（贰）滋补五脏养生粥
五脏强则少生病

养心安神粥　·22

（老）小麦粥　·22

⑱ 羊肉枸杞麦仁粥／小麦红枣粥 ·23

⑲ 赤小豆粥 ·24

⑱ 赤小豆黑米粥／薏米麦片赤小豆粥 ·25

⑲ 百合粥 ·26

⑱ 百合南瓜粥／雪梨银耳百合粥 ·27

养肝清火粥 ·28

⑲ 绿豆粥 ·28

⑱ 绿豆薏米粥／绿豆玉米粥 ·29

⑲ 菠菜粥 ·30

⑱ 小米菠菜粥／菠菜猪肝粥 ·31

⑲ 淡菜粥 ·32

⑱ 淡菜皮蛋粥／淡菜胡萝卜鸡丝粥 ·33

⑲ 梅花粥 ·34

⑱ 梅花山药糯米粥／梅花百合银耳长寿粥 ·35

⑲ 羊肝粥 ·36

⑱ 羊肝枸杞松子仁粥／羊肝胡萝卜粥 ·37

健脾养胃粥 ·38

⑲ 蚕豆粥 ·38

⑱ 蚕豆赤小豆福寿粥／蚕豆牛奶鲫鱼粥 ·39

⑲ 薏米粥 ·40

⑱ 玉米薏仁赤豆粥／山楂薏米陈皮粥 ·41

⑲ 红枣粥 ·42

⑱ 花生红枣山药粥／苹果红枣葡萄干甜粥 ·43

⑲ 苋菜粥 ·44

⑱ 苋菜玉米楂粥／砂锅牛肉苋菜粥 ·45

(老) 佛手柑粥 ・46

(特) 玫瑰佛手冰糖粥 ・47

陈皮山药佛手粥 ・47

(老) 羊肉粥 ・48

(特) 胡萝卜羊肉粥 / 燕麦羊肉粥 ・49

(老) 鸡汁粥 ・50

(特) 香菇鸡肉粥 / 山药鸡蓉粥 ・51

(老) 牛乳粥 ・52

(特) 奶香麦片粥 / 小米蛋花奶粥 ・53

补肺益气粥 ・54

(老) 扁豆粥 ・54

(特) 扁豆糙米粥 ・55

扁豆薏米红枣粥 ・55

(老) 柿饼粥 ・56

(特) 山药薏米柿饼粥 / 木耳柿饼粥 ・57

(老) 藕粥 ・58

(特) 甜藕雪梨粥 / 花生百合莲藕粥 ・59

(老) 芥菜粥 ・60

(特) 芥菜糯米瘦肉粥 ・61

(老) 蔗浆粥 ・62

(特) 甘蔗雪梨粥 / 马蹄甘蔗粥 ・63

(老) 腐浆（豆浆）粥 ・64

(特) 豆浆核桃五谷粥 ・65

(老) 面粥 ・66

(特) 花生芝麻面糊粥 ・67

红薯面粉小米粥 ・67

(老) 燕窝粥 ・68

(特) 银耳莲子糯米燕窝粥 ・69

小米南瓜燕窝粥 ・69

(老) 鸭汁粥 ・70

(特) 冬瓜鸭块粥 / 胡萝卜鸭腿粥 ・71

补肾健脑粥 ・72

(老) 栗粥 ・72

(特) 补肾板栗粥 / 板栗荞麦南瓜粥 ・73

(老) 胡桃（核桃仁）粥 ・74

(特) 核桃木耳红枣粥 / 核桃紫米粥 ・75

(老) 木耳粥 ・76

(特) 鸡肉木耳粥 / 木耳豆腐粥 ・77

(老) 韭叶（韭菜）粥 ・78

(特) 韭菜虾仁粥 / 韭菜牡蛎蛋粥 ・79

(老) 猪髓（骨）粥 ・80

(特) 香菇猪髓（骨）粥 ・81

(老) 猪肚粥 ・82

(特) 四味猪肚粥 ・83

(老) 羊肾粥 ・84

(特) 枸杞子羊肾粥 / 白果羊肾粥 ・85

(老) 羊脊骨粥 ・86

(特) 羊脊骨红枣粥 ・87

高良姜羊脊骨粥 ・87

(老) 海参粥 ・88

(特) 香菇海参小米粥 / 海参芹菜粥 ・89

专题 营养佐粥小菜巧搭配 ・91

（叁）小病小痛调理粥
无病一身轻

风寒感冒 ·94

老 葱白粥 ·94

特 乌鸡糯米葱白粥／生姜红糖葱白粥 ·95

老 姜粥 ·96

特 驱寒姜枣粥 ·97

风热感冒 ·98

老 薄荷粥 ·98

特 薄荷玉米冰糖粥 ·99

暑湿感冒 ·100

老 藿香粥 ·100

特 砂仁藿香粥／防风藿香粥 ·101

咳嗽 ·102

老 枇杷叶粥 ·102

特 枇杷叶薏米菊花粥／枇杷叶清香鲈鱼粥 ·103

老 莱菔（白萝卜）粥 ·104

特 白萝卜牛肉粥 ·105

咽干、咽痛 ·106

老 茗粥 ·106

特 绿茶荷叶消暑粥 ·107

胃不舒 ·108

老 吴茱萸粥 ·108

特 吴茱萸羊肉粥 ·109

⽼ 莱菔子（萝卜子）粥　　·110

⽼ 枸杞桂圆莲子粥　　·129

特 莱菔子山楂粥　　·111

黑芝麻桂圆粥　　·129

⽼ 苏叶粥　　·112

⽼ 淡竹叶粥　　·130

特 苏叶陈皮粥　　·113

特 麦冬竹叶粥　　·131

⽼ 酸枣仁粥　　·132

腹泻　　·114

特 酸枣仁莲子粥　　·133

⽼ 山药粥　　·114

特 山药羊肉粥／蓝莓山药粥　　·115

脱发　　·134

⽼ 芡实粥　　·116

⽼ 胡麻（黑芝麻）粥　　·134

特 山药薏米芡实粥　　·117

特 黑芝麻山药粥　　·135

八宝黑米芡实粥　　·117

黑芝麻核桃粥　　·135

⽼ 枸杞子粥　　·136

便秘　　·118

特 枸杞子桑葚粥　　·137

⽼ 松子仁粥　　·118

糙米枸杞香菇咸粥　　·137

特 松子仁黑芝麻山药粥／五仁粥·119

阳痿　　·138

水肿　　·120

⽼ 肉苁蓉粥　　·138

⽼ 鲤鱼粥　　·120

特 肉苁蓉麦冬粥　　·139

特 赤小豆鲤鱼粥　　·121

⽼ 白茯苓粥　　·122

早泄　　·140

特 山药薏米茯苓粥　　·123

⽼ 韭子粥　　·140

人参茯苓二米粥　　·123

特 韭菜子虾仁粥　　·141

⽼ 车前子粥　　·124

⽼ 地黄粥　　·142

特 茯苓车前子粥　　·125

特 当归熟地乌鸡粥　　·143

失眠　　·126

脘腹冷痛　　·144

⽼ 莲肉粥　　·126

⽼ 砂仁粥　　·144

特 山楂红枣莲子粥　　·127

特 小米红枣砂仁粥／砂仁鲫鱼粥·145

百合莲子绿豆粥　　·127

暖胃养生粥　　·146

⽼ 龙眼（桂圆）肉粥　　·128

（肆）慢性病调理粥
慢病慢养，延年益寿

高血压　　　　　　　　　　　　　　·148

（老）菊花粥　　　　　　　　　　　·148

（特）菊花绿豆粥／银耳菊花粥　　·149

（老）牛蒡根粥　　　　　　　　　　·150

（特）牛蒡根瘦肉粥　　　　　　　　·151

血脂异常　　　　　　　　　　　　·152

（老）荷叶粥　　　　　　　　　　　·152

（特）荷叶枸杞山楂粥／荷叶莲子枸杞粥　·153

糖尿病　　　　　　　　　　　　　·154

（老）麦门冬粥　　　　　　　　　　·154

（特）南瓜麦冬粥　　　　　　　　　·155

哮喘　　　　　　　　　　　　　　·156

（老）贝母粥　　　　　　　　　　　·156

（特）川贝冰糖雪梨粥／芦根川贝粥·157

（老）杏仁粥　　　　　　　　　　　·158

（特）杏仁酸梅粥　　　　　　　　　·159

（老）苏子粥　　　　　　　　　　　·160

（特）苏子麻仁粥　　　　　　　　　·161

风湿疼痛　　　　　　　　　　　　·162

（老）花椒粥　　　　　　　　　　　·162

（特）干姜花椒粥／花椒鸡蛋粥　　·163

　　鸡丝花椒小米粥　　　　　　　　·164

（伍）24 节气强身防病粥
增强免疫力，向大自然要健康

关键节气养生粥 ·166

立春节气 豆芽鸡丝大米粥 ·166

立夏节气 番茄枸杞玉米粥 ·167

立秋节气 鲜藕百合枇杷粥 ·168

立冬节气 板栗牛肉山药粥 ·169

春分节气 春笋乌鸡粥 ·170

夏至节气 冬瓜海带粥 ·171

秋分节气 莲藕排骨玉米粥 ·172

冬至节气 白萝卜羊肉大米粥 ·173

春季养生粥 ·174

雨水节气 茶树菇乌鸡大米粥 ·174

惊蛰节气 韭菜肉丸二米粥 ·175

清明节气 荠菜豆腐鱼丸粥 ·176

谷雨节气 菜心鸡蛋粥 ·177

夏季养生粥 ·178

小满节气 芹菜百合豆腐粥 ·178

芒种节气 猪肝绿豆粥 ·179

小暑节气 鳝鱼姜丝小米粥 ·180

大暑节气 冬瓜排骨玉米粥 ·181

秋季养生粥 ·182

处暑节气 秋葵鲜虾粥 ·182

白露节气 银耳二米粥 ·183

寒露节气 香蕉糯米粥 ·184

霜降节气 香菇牛肉粥 ·185

冬季养生粥 ·186

小雪节气 山药虾仁粥 ·186

大雪节气 桂圆豆枣粥 ·187

小寒节气 参芪羊肉粥 ·188

大寒节气 南瓜红米粥 ·189

全书养生粥索引 ·190

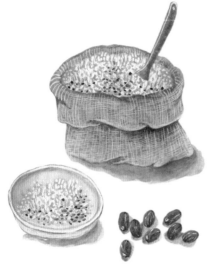

注：老 对应正文《老老恒言》原著粥谱；特 对应正文"杨力特效养生粥方"。

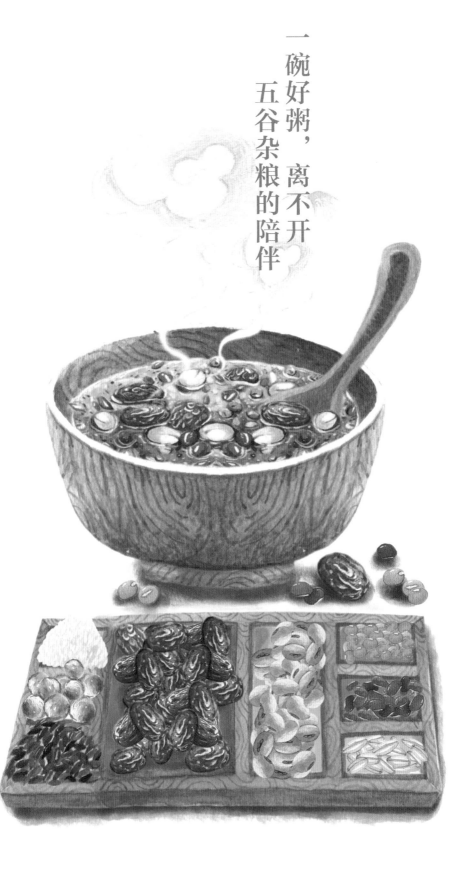

一碗好粥，离不开五谷杂粮的陪伴

谷物的芳香

养生粥常用米类

大米是煮粥最常用的食材，也是煮粥百搭的食材。大米可以健脾和胃，对于脾胃虚弱引起的吃饭不香、受凉腹泻等都有调理功效。

大米
粥的「百搭伴侣」

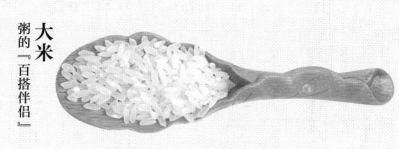

小米
金灿灿，香甜迷人

小米是五谷之一，小米粥很适合人们滋补身体。小米有补脾和胃、促进睡眠的作用，是长期失眠者的好选择。

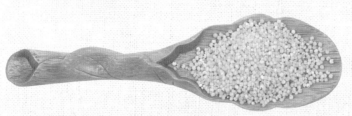

糯米温和滋补，口感香甜，有补中益气、健脾和胃的功效。用糯米煮粥，最好提前浸泡3小时以上，以便烹饪时营养成分更容易析出。

糯米
口感香糯惹人爱

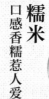

黑米
为数不多的黑色补品

黑米因其乌黑的颜色，让我们的视觉变得丰富，而且营养价值也很高，能够滋阴补肾、健脾暖肝、活血明目。对睡眠不安、头发早白、消化不良等症状有一定帮助。

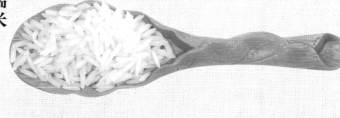

薏米是祛除体内湿气的能手，有利水渗湿、健脾止泻、解毒排脓散结的功效。

薏米
赶跑湿邪，一身轻松

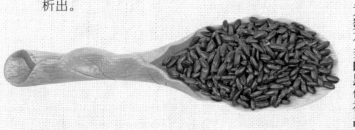

豆类的诱惑

养生粥常用杂豆

绿豆不仅有良好的食用价值，还有非常好的药用价值，有"济世之食谷"之说。夏日喝绿豆粥，有清热解毒、利尿的功效。

绿豆

夏日，给身体一丝清凉

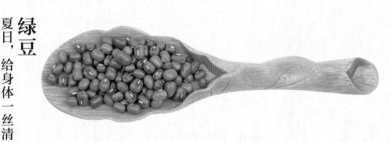

赤小豆

暖补身心，爱的味道

赤小豆是健脾利湿的良药。赤小豆较香甜，是煮粥的佳品。尤其是和小米、莲子搭配，更芳香怡人。

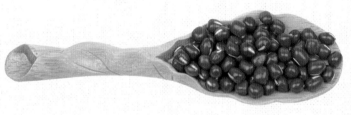

黄豆有健脾胃、助消化、强体质的功效。现代营养学认为，黄豆中富含优质蛋白质，适当摄入有助于增强身体抵抗力。

黄豆

强壮身体的『人间仙丹』

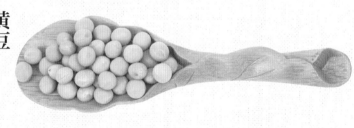

黑豆

补肾强体的首选品

中医认为，黑色属水，水走肾，所以黑豆被视为滋补肾阴的佳品。黑豆可以调理肾虚引起的腰膝酸软、浮肿、盗汗等症。

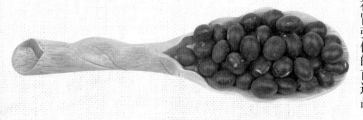

干果的享受

养生粥常用干果

红枣是补血养颜的圣物，个大、皮薄、核小、味甜者为佳品。因为含糖量高，一般不宜过量食用。

红枣
补血养颜的佳品

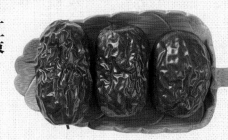

桂圆
甜美可口又养人

桂圆又称龙眼，具有滋补作用，可以益心脾、补气血、安神。个大、核小、肉多者为佳。

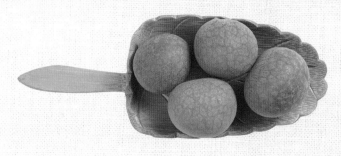

板栗能补脾健胃、补肾强筋，对强壮骨骼有一定功效，被称为"肾之果"。

板栗
诱人的『肾之果』

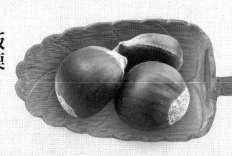

核桃仁
轻身益气又健脑

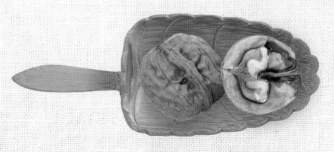

核桃仁营养丰富，被誉为"长寿果"。中医认为，核桃仁有补血益气、补肾健脑、止咳平喘等功效。《神农本草经》将核桃仁列为久服轻身益气、延年益寿的上品。

慈禧太后养颜粥

旧貌变新颜

主要材料：大米、银耳、干百合、枸杞子、红枣、黄芪、党参

粥品特色：白里透红，香气扑鼻

养生功效：补气养颜

皮蛋瘦肉粥

皮蛋和瘦肉的盛宴

主要材料：大米、猪瘦肉、皮蛋

粥品特色：入口香浓，回味无穷

养生功效：滋补强身，提高免疫力

八宝粥

营养全面的"无价宝"

主要材料：糯米、薏米、大麦仁、花生米、莲子、赤小豆、桂圆肉、红枣

粥品特色：香甜可口

养生功效：温暖脾胃，补气养血

荷叶莲子枸杞粥

夏日的小清新

主要材料：荷叶、莲子、大米、糯米、枸杞子

粥品特色：清爽可口

养生功效：消暑，清火

苏州糖粥

甜丝丝的江南味道

主要材料： 大米、糯米、红豆沙、姜丝、甜桂花
粥品特色： 清香甜糯
养生功效： 驱寒暖身

美龄粥

养颜抗衰私房粥

主要材料： 黄豆、糯米、山药、大米、冰糖
粥品特色： 甜滑可口
养生功效： 排毒养颜

广东南瓜红米粥

当红米遇见南瓜

主要材料： 红米、南瓜、红枣、赤小豆、蜂蜜
粥品特色： 香甜味美
养生功效： 补中益气，缓解疲劳

杏仁酸梅粥

甜津津，酸溜溜

主要材料： 杏仁、酸梅、大米
粥品特色： 酸甜宜人，口内飘香
养生功效： 滋阴润肺，缓解咳喘

东北棒楂粥

粗犷中的精致

主要材料： 红枣、饭豆、玉米糁
粥品特色： 色香俱全，腻滑可口
养生功效： 清肠排毒

十全大补粥

五谷丰登

主要材料： 紫米、薏米、赤小豆、花豆、玉米糁、糯米、花生米、红枣、莲子、去皮干桂圆
粥品特色： 丰盛可口
养生功效： 补气血

壹

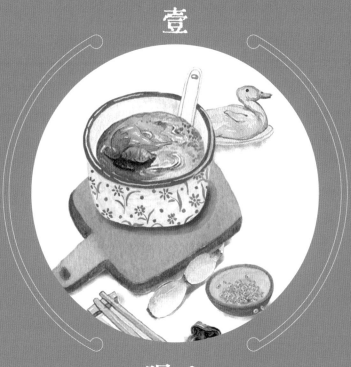

《老老恒言》粥养之道

喝对粥膳更养人

粥能益人，滋补强身

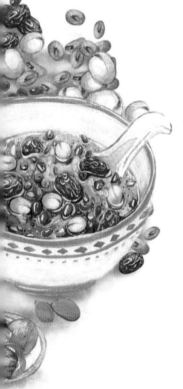

粥为人间第一补

粥，自古以来就是百姓餐桌上的一道主食。几千年前的《周书》就有记载"蒸谷为饭，烹谷为粥"。"粥"字，拆开来看，就像米在锅里的样子，也就是说，将米在锅里煮烂即成了粥。

中医认为，粥能养胃气，粥饭为世间第一补人之物。《老老恒言》说：粥能养人，并在书中专门列写了100道特色粥谱，成为传世经典。粥能滋养五脏，强身健体。粥里面加一些药食两用的中药材，便可以调理身体，延年益寿。

粥以其营养丰富、易于消化吸收、制作简便的特质，成为很多人养生的饮食首选。

不过，随着现代营养学的深入研究，长期食用白米粥，对控制血糖不利。这就需要大家"会喝粥"，可将五谷杂粮搭配煮粥，既营养又可以防止血糖值快速升高。

找准好"搭档"，煮粥就成功了一半

相比其他主食，粥最大的特点就是煮粥之时，除主要粮食以外，还可在其中加入各种具有药用价值的辅食，使其更具滋补、养身、祛病的功效。

古人在药物治疗的同时，也常把粥作为一种辅助食材。《黄帝内经》中便有记载，"浆粥入胃，泄注止，则虚者活"。可见，在粥中放入不同的辅食，其滋补功效也会因此不同。煮养生粥时，可以经常加的辅食有：花生米、莲子、红枣、核桃仁、山药等。

另外，煮粥调理常见病的时候，不仅要加一些药食同源的中药材，还可以加上一些谷豆杂粮，在调理疾病的同时，还可以延缓血糖上升速度。

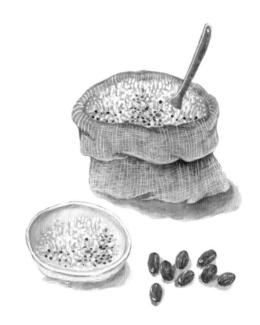

择米：好米出好粥

　　煮好粥首先是选米，那么用什么米好呢？《老老恒言》建议煮粥用新米。因为新米油大，颗粒内水分充足，性黏，煮出来的粥液水米交融，甘香味美。如果熬够火候，上面就会出现一层米油，其中含有丰富的维生素、脂肪、蛋白质，最养人，所以煮粥最好选用新米。但是新米黏性大，对胃气虚弱的老人来说，不太好消化。

　　《老老恒言》中给出了解决办法：把新米用无油的锅炒成金黄色再煮粥，这样炒出来的新米就没有那么大的黏性，煮出来的粥比较容易消化，而且还有开胃的作用。

择水：不同的水煮出来的粥味道不同

　　煮粥的第二步是放水，水有很多种，不同的水煮出来的粥味道不一样。一般家里用自来水煮粥即可，大家需要注意加水量。建议一定要一次加好水，"煮饭勿以水多而减，煮粥勿以水少而添"。

　　浓粥：大米 1 杯 + 水 8 杯；

　　稀粥：大米 1 杯 + 水 13 杯。

《老老恒言》煮粥『四要』

火候：火候未到，气味不足；
　　　火候太过，气味反减

　　《老老恒言》中推荐煮粥一定要将米煮成糜烂状。如果火候不到，粥的香味出不来；火候太过，粥的香味又没了。但是随着医学、营养学的发展，现代科学研究表明，糜烂的食物是不需要用力长时间咀嚼就可以咽下的，看似容易吸收了，但长此以往，就会导致口腔分泌唾液减少，肠胃蠕动变慢，从而削弱了消化功能。所以老年人饮食应软硬适度，既不能吃过于坚硬的食物，不易消化，也不宜吃过于糜烂的食物。

食候：喝粥也要讲究时间

　　《老老恒言》中建议尽量食用热粥，热度以不烫到舌为宜。最好食热粥的时候能微微出点汗，这样可以促进血液的运行。另外建议粥应该在空腹时吃，或者作为晚餐。晚餐食粥后就不要再吃其他的食物了。粥虽然有补益的功效，也不能一次吃得太饱，否则容易伤胃。

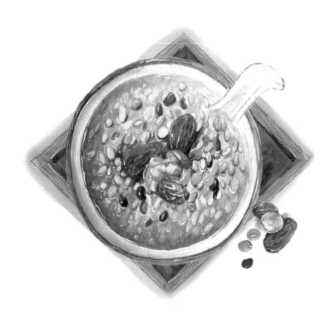

贰

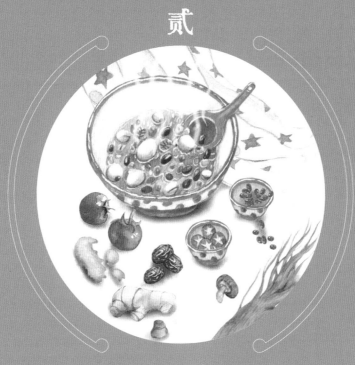

滋补五脏养生粥

五脏强则少生病

养心安神粥

中医认为，心为人体的君王，心主神明。心气虚弱，就会导致神不守舍，人常会感到心烦意乱、睡眠不安，常伴有出虚汗等症状。喝一碗暖暖的养生粥，可以养心安神、促进睡眠。

《食医心镜》：治消渴。按②：兼利小便，养肝气，养心气，止汗。

《老老恒言》摘要

小麦粥

材料： 小麦仁 50 克。

做法： 将小麦仁洗净，在水中浸泡 30 分钟，放入锅中煮粥，粥熟即可食用。

功效： 健脾宁心，除热止渴。适用于气虚自汗、心虚惊悸等症。

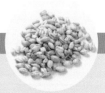

食材小档案

小麦

性味归经： 味甘，性凉；归心、脾、肾经

养生功效： 益心健脾，除烦止渴，利小便。可用于调理心神不安、慢性腹泻、小便不通畅

煮粥搭档： 小麦＋红枣；小麦＋羊肉

注：❶ 摘要中出现的其他书名是《老老恒言》原作者为说明粥品功效所引用，后同。
　　❷ "按"为《老老恒言》原著作者加的按语。

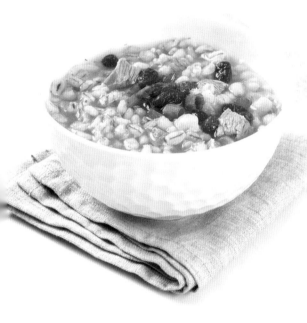

补血养心
羊肉枸杞麦仁粥

材料： 小麦仁100克，羊肉80克，枸杞子10克。

调料： 料酒10克，葱花、姜末各5克，盐3克，胡椒粉1克。

做法：

1 羊肉洗净，切丁；枸杞子洗净；小麦仁洗净，下入开水锅中用大火煮沸，改小火煮到微熟。

2 加入料酒、葱花、姜末，下入羊肉丁烧开，加盐煮至熟烂，再下入枸杞子煮2分钟，加胡椒粉即可。

安神，促睡眠
小麦红枣粥

材料： 小麦仁50克，红枣6枚，糯米80克。

做法：

1 小麦仁、糯米洗净，浸泡30分钟；红枣洗净，去核。

2 将小麦仁、糯米、红枣一起放入开水锅中，大火煮沸，改小火煮至粥黏润、烂熟。

烹饪妙招

此做法没有放糖，是因为红枣自身有淡淡的甜味，正可衬托糯米的清香。

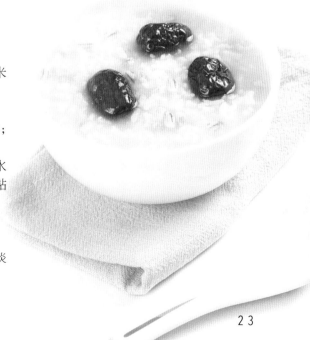

赤小豆粥

材料： 赤小豆 50 克，糯米 100 克。

调料： 红糖适量。

做法：

1 将赤小豆、糯米淘洗干净、充分浸泡，同煮粥。

2 粥熟时搅入红糖，即可食用。

功效： 补中益气，健脾养胃，通利小便。对脾胃虚寒、食欲不佳、下肢浮肿有一定缓解作用。

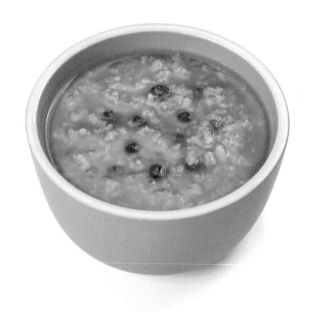

《老老恒言》摘要

《日用举要》：消水肿。又《纲目》方：

利小便，治脚气，辟邪厉。

食材小档案

赤小豆

性味归经： 味甘，性平；归脾、大肠、小肠经

养生功效： 健脾利湿，散瘀血，解毒。可用于调理水肿腹部胀满，脚气浮肿，小便不利

煮粥搭档： 赤小豆 + 黑米；赤小豆 + 麦片

慎食人群： 尿频者

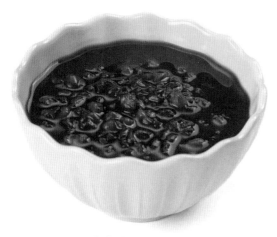

活血补肾
赤小豆黑米粥

材料： 赤小豆 50 克，黑米 60 克。
调料： 红糖 3 克。
做法：
1 将赤小豆和黑米洗净，用水浸泡 4 小时。
2 锅内加入适量水烧开，加入黑米、赤小豆，大火煮开后转小火。
3 煮 1 小时后，加入红糖搅匀即可。

烹饪妙招
可以根据口味，用白糖代替红糖。

补血养心，延缓衰老
薏米麦片赤小豆粥

材料： 赤小豆 50 克，薏米、燕麦片各 30 克，大米 25 克。
调料： 冰糖 3 克。
做法：
1 薏米、赤小豆洗净后用水浸泡 4 小时；大米洗净，用水浸泡 30 分钟。
2 锅内加水烧开，加入薏米、赤小豆、大米，大火煮开后转小火，熬煮 1 小时至粥将熟时，放入燕麦片煮 10 分钟，加入冰糖煮化即可。

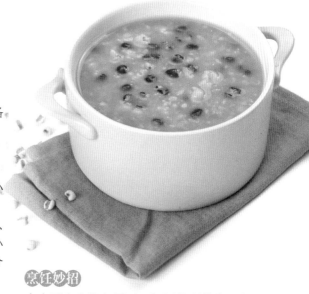

烹饪妙招
赤小豆含有胀气因子，肠胃较弱的人可在煮粥时加点盐，有助于减少胀气。

《老老恒言》摘要

《纲目》方：润肺调中。

按：兼治热咳脚气。

百合粥

材料：鲜百合 30 克，糯米 50 克。

调料：冰糖 5 克。

做法：

1 将鲜百合剥皮，去须，掰片，再与糯米（洗净后浸泡 3 小时）一同放入砂锅中煮粥。

2 煮至米烂粥稠，加冰糖即可。

功效：养阴润肺，宁心安神。肺阴虚燥咳的人很适用。

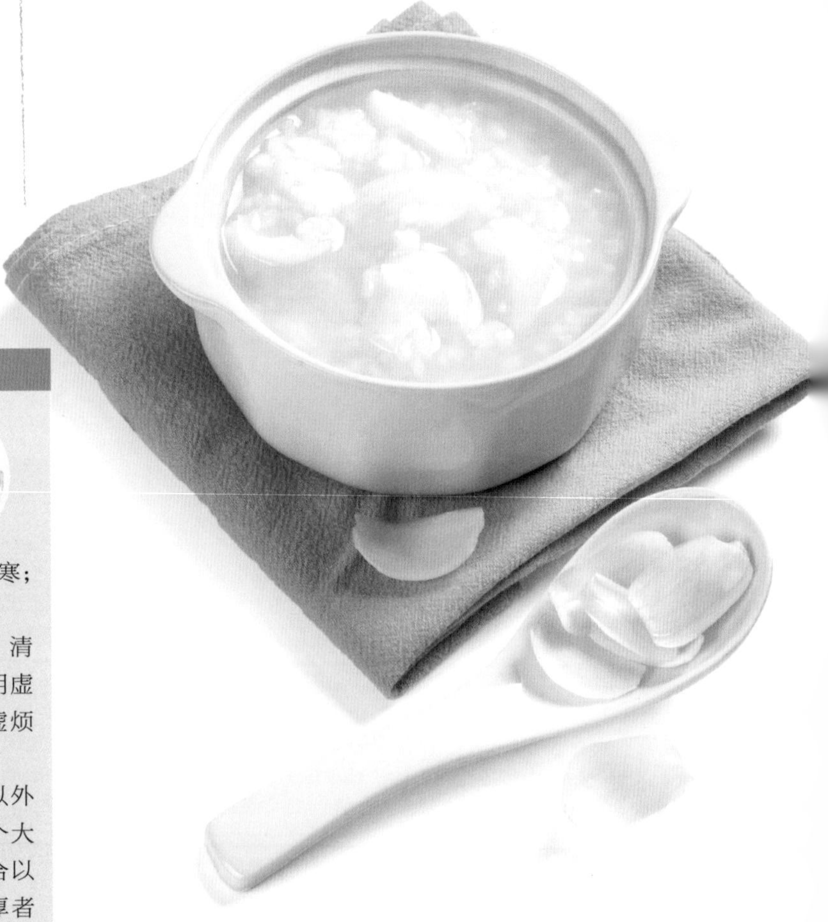

食材小档案

百合

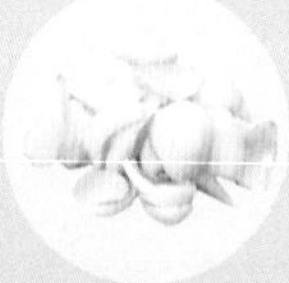

性味归经：味甘，性寒；归心、肺经

养生功效：养阴润肺，清心安神。用于调理阴虚燥咳、劳嗽咳血、虚烦惊悸、失眠多梦

选购标准：鲜百合以外形好，无黑斑点，个大瓣厚者为佳；干百合以干燥、无杂质、肉厚者为佳

慎食人群：风寒咳嗽及腹泻者

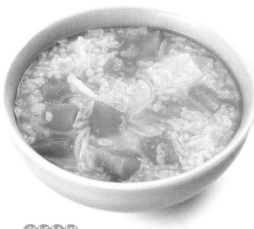

养心肺，促睡眠
百合南瓜粥

材料： 南瓜 250 克，糯米 100 克，鲜
百合 50 克。

做法：

1 鲜百合剥开，洗净；南瓜去皮去瓤，
洗净，切小块。

2 锅内加清水烧开，加糯米、南瓜块煮
至黏稠，加鲜百合稍煮即可。

烹饪妙招

新鲜百合 5~10 克，用温水浸泡 30 分钟即
可，可以用干百合代替。

滋阴润肺，止咳化痰
雪梨银耳百合粥

材料： 雪梨 200 克，大米 100 克，红
枣 6 枚，银耳（干品）、干百合
各 5 克。

调料： 冰糖 5 克。

做法：

1 银耳泡发，洗净，去蒂，撕小朵；雪
梨洗净，连皮切块；大米洗净，用水
浸泡 30 分钟；红枣洗净，去核；干
百合洗净，泡软。

2 锅内加适量清水烧开，加入大米、银
耳、红枣，大火煮开转小火煮 30 分
钟，加入雪梨块、百合煮 10 分钟，
加冰糖煮 5 分钟至冰糖化开即可。

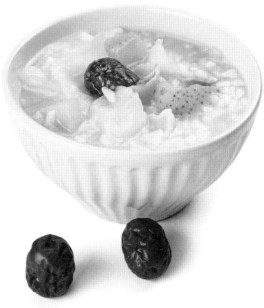

烹饪妙招

银耳尽可能撕碎，熬煮好的粥会更为黏稠
细滑。

养肝清火粥

中医认为，肝为将军之官，主疏泄；肝又主目，眼睛是否明亮，和肝有直接的关系。肝火大，人就容易视物模糊。另外，在春季，高血压患者肝火过盛，还容易诱发脑卒中，需要平抑肝阳。因此，喝一碗养肝清火粥尤其必要。

《老老恒言》摘要

《纲目》方：解热毒。按：兼利小便，厚肠胃，消暑下气。

绿豆粥

材料：绿豆 50 克，大米 100 克。

做法：

1 将绿豆洗净，浸泡 4 小时，放入开水锅中，大火烧沸，转小火焖烧 30 分钟左右。

2 放入大米用中火烧煮 30 分钟左右，煮至米粒开花，粥汤稠浓即可。

功效：清热解毒，解暑止渴，降脂。适用于中暑、暑热烦渴、食物中毒等。

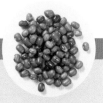

食材小档案

绿豆

性味归经：味甘，性寒；归心、胃经

养生功效：清热解毒，解暑利水。可用于调理暑热烦渴，小便不利，水肿等

煮粥搭档：绿豆＋玉米；绿豆＋荷叶

慎食人群：脾胃虚寒、腹泻者不宜食用

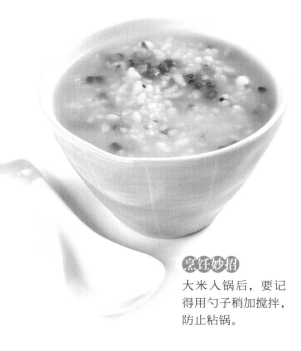

清肝健脾，去湿气
绿豆薏米粥

材料： 大米50克，绿豆、薏米各30克。

做法：

1 绿豆、薏米分别洗净，浸泡4小时；大米洗净，用清水浸泡30分钟。

2 锅内倒入适量清水大火烧开，加绿豆和薏米煮沸，转小火煮至六成熟时，放入大米，大火煮沸后转小火继续熬煮至米烂粥稠即可。

烹饪妙招

大米入锅后，要记得用勺子稍加搅拌，防止粘锅。

帮助消化，促进排毒
绿豆玉米粥

材料： 绿豆、玉米粒、大米各30克。

做法：

1 绿豆、玉米粒、大米分别淘洗干净；大米浸泡30分钟；绿豆浸泡4小时。

2 锅置火上，倒入适量清水烧开，加绿豆、玉米粒大火煮沸后放大米，转小火后熬煮40分钟至熟烂即可。

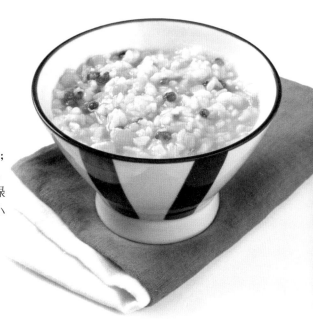

菠菜粥

材料：菠菜 200 克，大米 100 克。

调料：盐 2 克。

做法：

1 将菠菜择洗干净，在沸水中烫一下，切段。

2 大米淘净，浸泡 30 分钟，砂锅内加清水适量烧开，大米放入锅中大火煮沸，再用小火熬至大米熟时，将菠菜段放入粥中，煮两沸，再放入盐调味即可。

功效：养血润燥。适用于便秘、高血压、贫血患者食用。

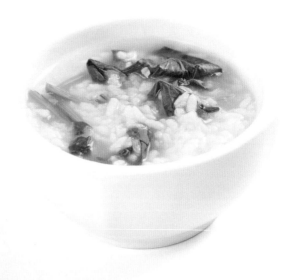

食材小档案

菠菜

性味归经：味甘，性凉；归大肠、胃、肝经

养生功效：润燥滑肠，清热除烦，生津止渴，养肝明目。可用于调理肠燥便秘、肝火亢盛引起的头昏目眩

煮粥搭档：菠菜 + 小米；菠菜 + 猪肝

慎食人群：脾虚腹泻者

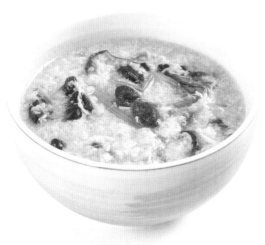

烹饪妙招

菠菜焯水是为了去除菠菜中的草酸，这样口感不会发涩。

缓解便秘

小米菠菜粥

材料： 菠菜 50 克，小米 100 克，鸡蛋 1 个，枸杞子 5 克。

调料： 盐、香油各 3 克。

做法：

1 小米洗净；枸杞子洗净后泡软；菠菜择洗净，焯水后切段；鸡蛋打散。

2 锅内加入适量清水烧开，加入小米，大火煮开后改小火煮 30 分钟，至米粥黏稠，加入菠菜段、枸杞子继续煮 2 分钟；加入鸡蛋液搅匀，加盐调味，继续煮至开，淋上香油，搅匀即可。

养肝明目

菠菜猪肝粥

材料： 菠菜 150 克，大米、猪肝各 100 克。

调料： 姜丝 10 克，料酒 5 克，盐 3 克。

做法：

1 大米洗净，用清水浸泡 30 分钟；菠菜择洗干净。

2 猪肝洗 3 次，去血水，切薄片，用料酒腌渍 10 分钟；菠菜倒入烧开的沸水中，烫 10 秒钟，捞起，切小段备用。

3 锅内倒入清水烧开，放入大米、姜丝煮 20 分钟，再放入猪肝熬煮 5 分钟，放入菠菜段、盐，小火熬煮 1 分钟即可。

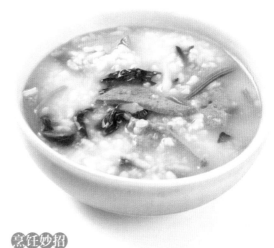

烹饪妙招

猪肝尽可能切薄一些，用料酒腌渍猪肝可以去腥。

淡菜粥

材料： 淡菜（干）20 克，大米 100 克。

调料： 盐 1 克。

做法：

1 将淡菜用温水浸泡半天，清洗干净。

2 大米洗净后浸泡 30 分钟，与淡菜一同放入开水锅内，加入油、盐，先用大火煮沸，再用小火煮成稀粥。

功效： 滋补肝肾，益精养血。适用于肝肾阴虚、精血亏损、腰膝酸软、阳痿早泄等症。

《老老恒言》摘要

《行厨记要》：止泄泻，补肾。按：兼治劳伤，精血衰少，吐血肠鸣腰痛。

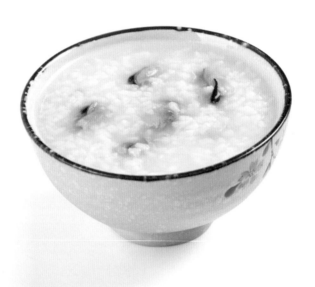

食材小档案

淡菜

性味归经： 为贻贝的肉。味咸，性温；归肝、肾经

养生功效： 补肝肾，益精血。可用于调理虚劳瘦弱，精血衰少，腰痛阳痿，崩漏带下等病症

煮粥搭档： 淡菜＋松花蛋；淡菜＋鸡肉

慎食人群： 皮肤病患者

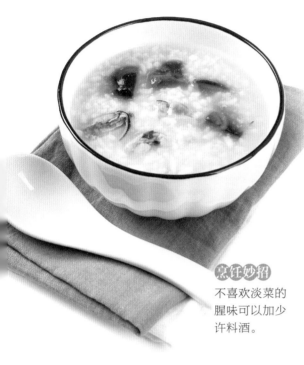

滋补肾阴，清火除烦

淡菜皮蛋粥

材料： 淡菜（干）30克，大米100克，
松花蛋（皮蛋）50克。

调料： 酱油2克。

做法：

1 将淡菜洗净，充分浸泡；松花蛋去
壳，切块；大米淘洗干净，用清水浸
泡30分钟。

2 将淡菜、松花蛋块及大米一同放入开
水锅内。大火煮沸后再用小火熬煮成
粥，用酱油调味。

烹饪妙招

不喜欢淡菜的
腥味可以加少
许料酒。

补肝肾，强腰膝

淡菜胡萝卜鸡丝粥

材料： 淡菜（干）50克，胡萝卜60克，
鸡胸肉、大米各100克。

调料： 生抽、盐、葱花各适量。

做法：

1 淡菜浸泡2小时，洗净；胡萝卜洗
净，切细丝；鸡胸肉切丝，放盐、生
抽、花生油搅拌均匀，腌渍一会儿；
大米洗净，用清水浸泡30分钟。

2 锅里倒水烧开，加泡好的大米，搅拌
后转小火，加盖煮20分钟。

3 粥煮好以后，倒入淡菜、鸡丝、胡萝
卜丝继续熬煮至熟，加葱花即可。

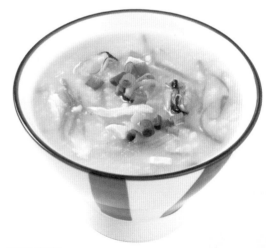

烹饪妙招

烹调前可以把鸡肉放在料酒中浸泡1小时
左右，可以有效去除腥味。

梅花粥

材料： 白梅花 10 克，大米 100 克。

调料： 冰糖适量。

做法：

1 将大米洗净，浸泡 30 分钟，加适量水烧开，煮粥。

2 粥将成时加入白梅花，小火继续煮 20 分钟。

3 依个人口味加入冰糖略煮即可。

功效： 疏肝理气，清肝火，解热毒。

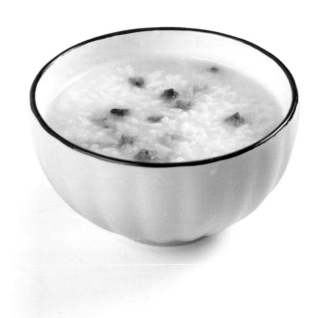

《老老恒言》摘要

《采珍集》：绿萼花瓣，雪水煮粥，解热毒。

按：兼治诸疮毒。

食材小档案

白梅花

性味归经： 味微酸，性平；归肝、胃经

养生功效： 疏肝解郁，和胃化痰。可用于调理肝胃气滞、胸胁胀痛、食欲不振、慢性咽炎

选购标准： 以花白、味道清香的花蕾为佳

慎食人群： 过敏体质者

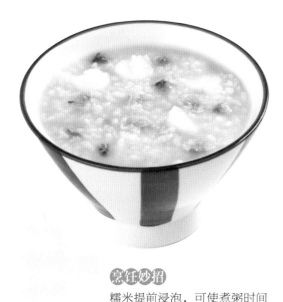

疏肝和胃，清热化痰

梅花山药糯米粥

材料： 糯米 50 克，大米 30 克，白梅花 10 克，山药 100 克，荷叶汁适量。

调料： 冰糖 5 克。

做法：

1 糯米洗净，浸泡 4 小时；白梅花去杂质，洗净；大米洗净，浸泡 30 分钟；山药去皮洗净，切块。

2 锅内加适量清水、荷叶汁煮开转小火，放白梅花煮 10 分钟，捞去花瓣留汁。

3 另起一锅，加水烧开，放糯米、大米大火煮开后转小火熬煮 40 分钟，放山药块煮 20 分钟，放白梅花、荷叶汁小火继续煮 5 分钟，放冰糖煮至化开。

润肺止咳

梅花百合银耳长寿粥

材料： 银耳（干品）、干百合各 5 克，白梅花 10 克，大米 100 克。

调料： 冰糖 5 克。

做法：

1 银耳泡发，洗净，去蒂，撕小朵；大米洗净，用水浸泡 30 分钟；干百合洗净，泡软；白梅花洗净。

2 锅内加清水烧开，加入大米、银耳，大火煮开转小火煮 30 分钟，加入百合、白梅花煮 10 分钟，加冰糖煮开即可。

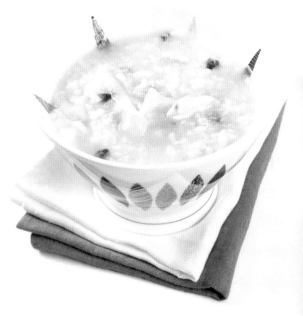

羊肝粥

材料： 羊肝、大米各 100 克。

调料： 葱花、姜末、花椒、盐各 2 克。

做法：

1 将羊肝洗净，切片；大米洗净，浸泡 30 分钟；锅中加水烧开，放大米煮软，再放入羊肝片煮 5 分钟。

2 待熟时倒入葱花、姜末、花椒、盐，再煮一两沸即可。

功效： 养血明目。适用于肝血不足所致的头目眩晕、视力下降、眼睛干涩等症。

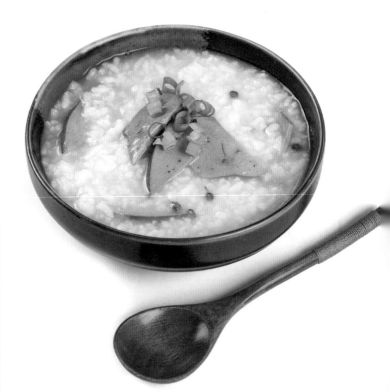

食材小档案

羊肝

性味归经： 味甘、苦，性凉；归肝经

养生功效： 补肝明目。可用于调理肝血不足导致的夜盲、视物昏花

煮粥搭档： 羊肝＋胡萝卜，羊肝＋鸡蛋黄

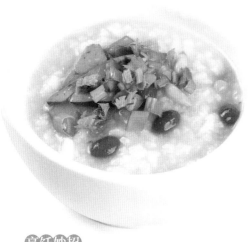

烹饪妙招

高汤的熬制：猪骨洗净，锅中加水烧开，把姜片、猪骨放入，大火熬煮5分钟，撇去油沫，然后小火熬煮2小时即可。

健脑益智，防治近视

羊肝枸杞松子仁粥

材料： 大米100克，羊肝80克，松子仁15克，枸杞子10克。

调料： 高汤500克，香菜末、葱末各5克，盐3克。

做法：

1. 羊肝洗净，切片；大米洗净，浸泡30分钟。
2. 锅置火上，倒入高汤和适量清水大火烧开，加大米大火煮沸后转小火煮25分钟，加羊肝片、松子仁、枸杞子，继续熬煮5分钟，加盐、葱末、香菜末调味即可。

明目，缓解视疲劳

羊肝胡萝卜粥

材料： 羊肝50克，胡萝卜、大米各100克。

调料： 姜末、葱末、盐各3克，胡椒粉少许。

做法：

1. 羊肝洗净，切片；大米洗净，浸泡30分钟；胡萝卜洗净，去皮，切丁。
2. 锅内加适量清水烧开，加入大米，大火煮开后转小火煮20分钟，加羊肝片、胡萝卜丁，调入盐、胡椒粉煮5分钟，撒葱末、姜末即可。

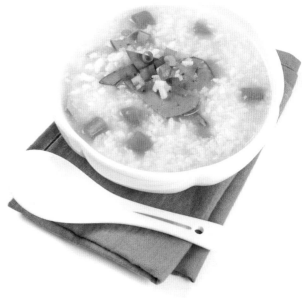

健脾养胃粥

脾胃五行属土，属于中焦，共同承担着化生气血的重任，所以说脾胃为"气血生化之源"。然而生活中的饮食不节、过食肥腻、忧思过度、偏食等都有可能伤害脾胃，影响人的消化功能。平时喝粥，最能养胃。一碗热气腾腾的粥，能驱胃寒、消食滞，促进人体消化吸收。

《老老恒言》摘要

《山居清供》：快胃和脾。

按：兼利脏腑。

蚕豆粥

材料： 蚕豆40克，大米100克。

调料： 红糖适量。

做法：

1 大米淘洗干净，浸泡30分钟；蚕豆用沸水浸泡，涨发回软后剥去外皮，冲洗干净。

2 将蚕豆放入锅中，加入适量冷水，用大火煮沸后加入大米，再用小火熬煮50分钟。

3 待米烂豆熟时加入红糖，搅拌均匀，再稍焖片刻，即可出锅食用。

功效： 健脾养胃，促进消化吸收。

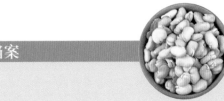

食材小档案

蚕豆

性味归经： 味甘，性平；归脾、胃经

养生功效： 健脾利湿。可用于调理脘腹胀满、水肿等病症

煮粥搭档： 蚕豆＋赤小豆，蚕豆＋鲫鱼

慎食人群： 有蚕豆过敏史者

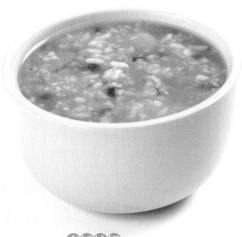

养护脾胃，增强食欲
蚕豆赤小豆福寿粥

材料：蚕豆、赤小豆各30克，大米100克。

做法：
1 将赤小豆洗净，提前一晚浸泡；大米、蚕豆洗净，浸泡30分钟。
2 将浸泡后的蚕豆、赤小豆，放入开水锅中，和大米一起煮粥。
3 煮至米软豆烂即可起锅。

烹饪妙招
提前一晚浸泡，是为了让赤小豆更容易煮烂。

利水渗湿，健脾胃
蚕豆牛奶鲫鱼粥

材料：大米100克，鲫鱼1条，蚕豆80克，牛奶500克。

调料：蒜片30克，姜丝、盐各适量。

做法：
1 鲫鱼治净；蚕豆、大米洗净，浸泡30分钟。
2 将锅洗净置火上，倒油烧热，放入鲫鱼，煎香铲起，装盘。
3 大米、蚕豆、鲫鱼、姜丝入锅，倒入牛奶，加水，大火煮沸后转小火煮1小时，再放入蒜片煮10分钟，调入盐，稍煮即可。

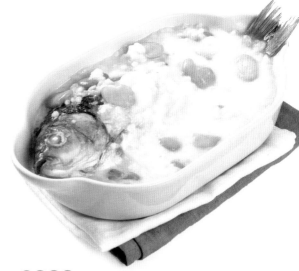

烹饪妙招
粥锅烧开后，立即撇净浮沫，加盖，改用小火慢煮为宜。

薏米粥

材料：薏米 100 克，大米 50 克。

调料：白糖适量。

做法：

1 取薏米洗净，水泡发胀；取大米浸泡 30 分钟，将两种米放入开水锅中，用大火煮开后再小火熬煮至粥稠。

2 调入白糖，即可服用。

功效：健脾利湿，清热排脓、除痹止泻。适用于脾虚腹泻、小便不利、风湿痹痛等。

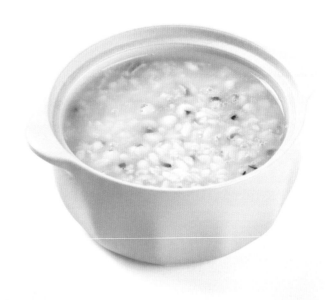

食材小档案

薏米

性味归经：味甘、淡，性凉；归脾、肺、胃经

养生功效：健脾清热利湿。可用于调理泄泻、湿痹、关节屈伸不利、水肿、脚气等

煮粥搭档：薏米 + 玉米，薏米 + 山楂

慎食人群：妊娠期女性

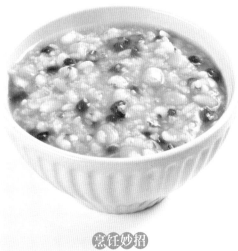

烹饪妙招
薏米浸泡之后，熬出的粥口感会更浓稠。

益心养神，健脾益肾
玉米薏仁赤豆粥

材料： 鲜玉米粒、薏米（薏仁）各50克，赤小豆、糯米各30克。

做法：
1 将所有材料洗净，薏米、赤小豆、糯米分别浸泡4小时。
2 锅内加适量清水烧开，加入所有材料，大火煮开后转小火。
3 煮1小时，至米烂粥熟即可。

开胃消食
山楂薏米陈皮粥

材料： 大米、薏米、山楂各50克，陈皮10克。

调料： 红糖5克。

做法：
1 陈皮洗净，切丁；大米洗净，用水浸泡30分钟；薏米洗净，浸泡3小时；山楂洗净后去核，切块。
2 锅内加适量清水烧开，加入陈皮丁、大米、薏米、山楂块，大火煮开后转小火煮50分钟，加入红糖搅匀。

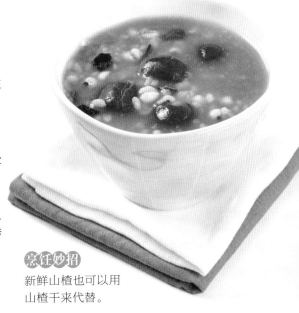

烹饪妙招
新鲜山楂也可以用山楂干来代替。

红枣粥

材料：红枣 8 枚，大米 100 克。

做法：

1 将大米洗净，浸泡 30 分钟；红枣去核，洗净。

2 锅内加水，先用大火烧开，放入大米和红枣，然后转小火煎煮至烂熟成粥。

功效：健脾益气。适用于脾胃虚弱、贫血、食欲缺乏等症。

《老老恒言》摘要

去皮用，养脾气，平胃气，润肺止嗽，补五脏，和百药。

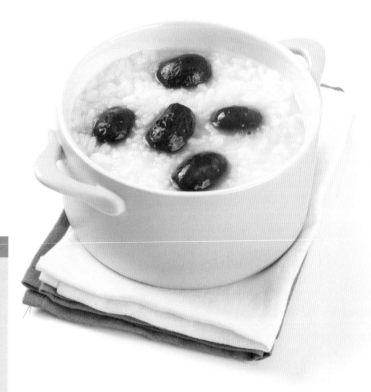

食材小档案

红枣

性味归经：味甘，性温；归脾、胃、心经

养生功效：补脾和胃，益气生津，养血安神。可用于调理脾虚食少、气血不足、心神不宁等

煮粥搭档：红枣 + 花生米，红枣 + 桂圆

慎食人群：痰湿体质者

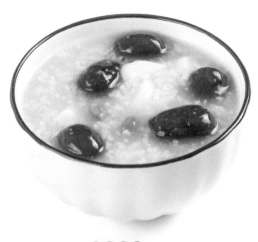

烹饪妙招

购买干红枣时，选择个头中等、核小的为佳。

补血养颜，强健身体

花生红枣山药粥

材料：糯米 80 克，山药 50 克，花生米 30 克，红枣 6 枚。

调料：冰糖 3 克。

做法：

1 糯米洗净用水浸泡 30 分钟；山药去皮，切块；花生米洗净；红枣洗净，去核。

2 锅内加适量清水烧开，加入糯米、花生米、红枣，大火煮开后转小火。

3 待粥七成熟，倒入山药块继续熬煮至米烂粥熟，加冰糖小火煮 5 分钟，至冰糖化开即可。

养护肠胃，促进排毒

苹果红枣葡萄干甜粥

材料：大米、苹果各 100 克，红枣 6 枚，葡萄干 10 克。

做法：

1 大米洗净，用水浸泡 30 分钟；苹果洗净，去皮切丁；红枣洗净，去核。

2 锅内加适量清水烧开，加入大米大火煮开后放入苹果丁，转小火。

3 再次煮开后，放入红枣继续煮 15 分钟，撒上葡萄干即可。

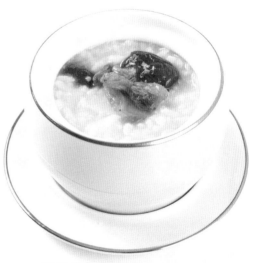

烹饪妙招

喜欢甜食的，可以适量加些冰糖调味，口感更好。

苋菜粥

材料： 苋菜、大米各 100 克。

调料： 盐 2 克。

做法：

1 将苋菜洗净，切细备用；大米洗净，浸泡 30 分钟。

2 先将大米煮粥，待粥熟时调入苋菜、盐，煮至粥熟即可。

功效： 清热利湿。适用于湿热泄泻、小便不利；或虚弱者、老年人肠燥便秘等。

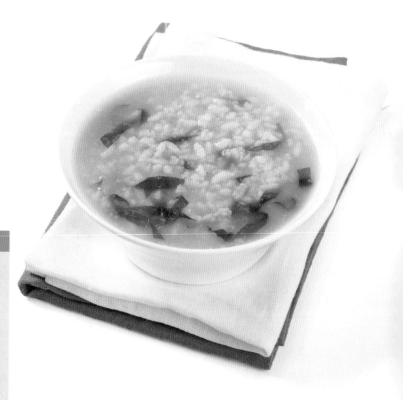

《老老恒言》摘要

《奉亲养老书》：治下痢，苋菜煮粥食，立效。

食材小档案

苋菜

性味归经： 味微甘，性凉；归肺、大肠经

养生功效： 清热利湿，凉血止血，止痢。可用于调理赤白痢疾、目赤咽痛、流鼻血等病症

煮粥搭档： 苋菜＋玉米面，苋菜＋牛肉

慎食人群： 脾虚易泻者

44

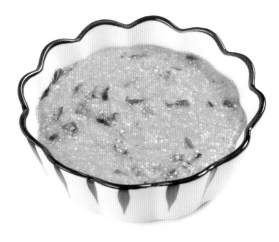

调节胃肠道功能

苋菜玉米糁粥

材料： 玉米糁 100 克，苋菜 50 克。

调料： 盐 2 克。

做法：

1. 玉米糁放入碗中，用温水充分浸泡；苋菜洗净后切碎。

2. 锅内加适量清水烧开，煮开后倒入玉米糁，略滚后转小火。

3. 煮至黏稠，加入苋菜碎不停搅拌，熬煮约 2 分钟，加盐调味即可。

补脾胃，止泻

砂锅牛肉苋菜粥

材料： 牛肉、苋菜各 100 克，大米 70 克。

调料： 姜丝、盐各 2 克，胡椒粉 1 克，葱花适量。

做法：

1. 大米洗净，浸泡 30 分钟；牛肉焯水后切小粒；苋菜洗净后切碎。

2. 米泡好后倒入开水锅中，大火煮沸后，加入切好的牛肉粒和姜丝，用勺子搅拌一下米后关小火继续熬煮 20 分钟。

3. 待米煮开花，米汤变黏稠，放盐，搅拌均匀，再煮一会儿，让米再变得更黏稠后加入苋菜碎、葱花、胡椒粉，搅拌均匀关火即可。

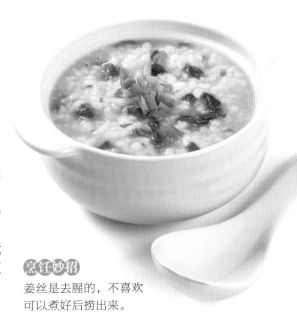

烹饪妙招

姜丝是去腥的，不喜欢可以煮好后捞出来。

佛手柑粥

材料： 佛手 10 克，大米 100 克。

调料： 冰糖适量。

做法：

1 将佛手煎汤去渣，取汁；大米洗净，浸泡 30 分钟。

2 锅内倒入清水，烧沸，倒入佛手汁，然后加入大米、冰糖同煮为粥。

功效： 健脾养胃，理气止痛。适用于脾胃虚弱、胸闷气滞、消化不良、食欲不振等症。

食材小档案

佛手

性味归经： 味辛、苦，性温；归肝、胃、脾、肺经

养生功效： 疏肝理气，和胃止痛。可用于调理肝胃气滞、胸胁胀痛、胃脘胀痛、食少呕吐等病症

煮粥搭档： 佛手 + 玫瑰，佛手 + 香橼

慎食人群： 有心烦失眠、口燥咽干、盗汗遗精、小便短黄、大便干结等阴虚火旺症状者

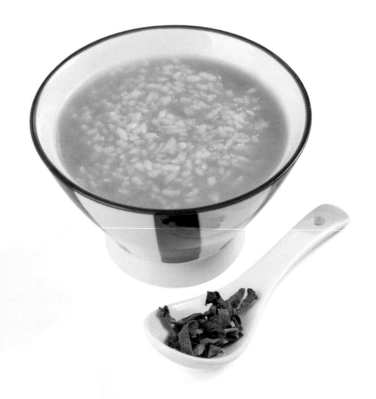

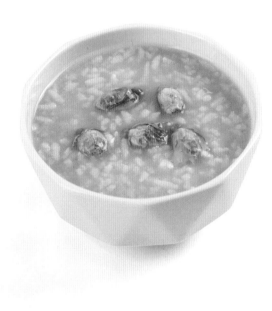

疏肝解郁，舒缓情志

玫瑰佛手冰糖粥

材料： 佛手 10 克，玫瑰花 15 克，大米 100 克。

调料： 冰糖适量。

做法：

1 大米洗净，用清水浸泡 30 分钟；将佛手切薄片，冷水泡 30 分钟，入砂锅煮沸，改用小火煎成浓缩液，取汁。

2 再加冷水如上法煎取二液，去渣；两次煎液合并，分成 2 份。

3 每日早晚同玫瑰花、大米煮成稀粥，加入冰糖后服用。

和胃化痰，疏肝理气

陈皮山药佛手粥

材料： 大米 100 克，佛手、山药各 15 克，陈皮 10 克，红枣 3 枚。

做法：

1 先将佛手洗净撕开，陈皮洗净，将二者放入锅中，加水煎取药汁；山药去皮，洗净，切片。

2 另取淘洗干净的大米、山药片、红枣放入开水锅中，先用大火烧开，再转用小火熬煮成稀粥，待粥快熟时加入药汁，再煮数沸即可。

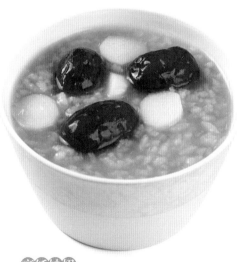

烹饪妙招

削山药皮时，用花生油抹匀双手，可以防止手痒。

羊肉粥

材料： 羊瘦肉 50 克，大米 100 克。

调料： 姜片、盐各 3 克。

做法：

1 羊瘦肉洗净，切成小块；大米洗净，浸泡 30 分钟。

2 锅内加适量清水烧开，加入大米、姜片、羊瘦肉块，大火煮开后转小火，煮 40 分钟，挑出姜片，加盐即可。

功效： 山药平补脾肾，有利于消化吸收，与羊肉煮粥食用，可补阳气、强身健体、滋肾益精。

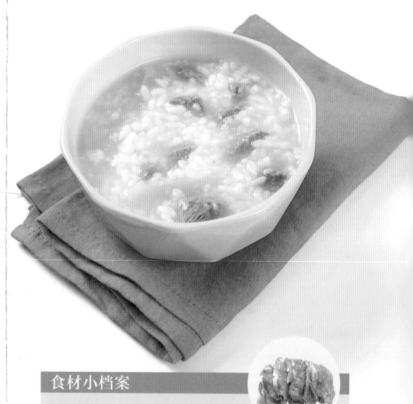

《老老恒言》摘要

《饮膳正要》：治骨蒸久冷，山药蒸熟，研如泥，同肉下米作粥。按：兼补中益气，开胃健脾……

食材小档案

羊肉

性味归经： 味甘，性温；归脾、肾经

养生功效： 温中暖肾益气。可用于调理脾肾阳虚诸证

煮粥搭档： 羊肉 + 胡萝卜，羊肉 + 燕麦

慎食人群： 外感实邪或身体有热者

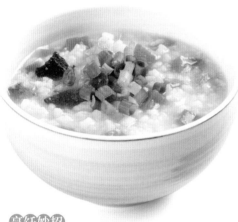

烹饪妙招

羊肉焯水处理亦可，一方面可以去腥，另一方面去血沫，煮出的粥特别干净。

温补气血，御寒暖身

胡萝卜羊肉粥

材料： 羊肉、胡萝卜各50克，大米100克。

调料： 葱末、姜末、陈皮各5克，盐适量。

做法：

1 大米洗净，用水浸泡30分钟；羊肉、胡萝卜分别洗净后切丁；陈皮洗净。

2 锅内加水烧开，放入大米大火煮开转小火煮20分钟，加羊肉丁、陈皮、胡萝卜丁、姜末继续煮30分钟后，加盐，撒上葱末即可。

帮助消化，预防心脑血管病

燕麦羊肉粥

材料： 大米、小米、燕麦各30克，羊肉60克，油菜50克。

调料： 料酒、姜末、盐各3克，胡椒粉2克。

做法：

1 大米洗净，浸泡30分钟；小米洗净；燕麦洗净后浸泡4小时；油菜洗净，切碎；羊肉洗净，切块，放入加了姜末、料酒的沸水中焯烫，捞出。

2 锅内加清水烧开，加入大米、小米、羊肉块，大火煮开后转小火煮40分钟，至肉熟米烂，加入油菜碎、盐、胡椒粉即可。

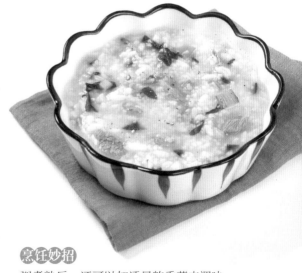

烹饪妙招

粥煮熟后，还可以加适量的香菜末调味。

鸡汁粥

材料： 乌鸡肉 150 克，大米 100 克。

调料： 姜丝 10 克，料酒 5 克，盐 3 克，葱花 5 克。

做法：

1 大米洗净后，提前浸泡一夜；乌鸡肉洗净后切块，用料酒浸泡 10 分钟。

2 锅内清水烧开，加入大米煮沸，转小火，加入乌鸡块、姜丝，继续熬煮 40 分钟至粥汁浓稠。加入油，搅拌均匀，撒上葱花，关火即可。

功效： 补气养血，适用于脾胃虚弱所导致的饮食减少、食欲缺乏、腰膝酸软等。

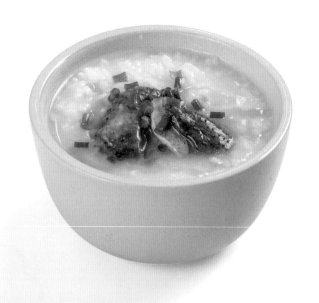

《老老恒言》摘要

《食医心镜》：治狂疾，用白雄鸡。又《奉亲养老书》：治脚气，用乌骨雄鸡。按：兼补虚养血。

食材小档案

乌鸡

性味归经： 味甘，性平；归肝、脾、肾经

养生功效： 补肝肾，清虚热，益脾胃。对阴血不足、血虚经闭、肾虚或脾肾两虚有一定帮助

煮粥搭档： 乌鸡 + 山药，乌鸡 + 莲子

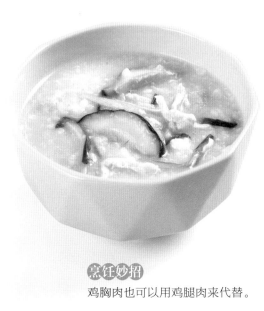

鸡胸肉也可以用鸡腿肉来代替。

健脾开胃，补脾益气

香菇鸡肉粥

材料： 大米、鸡胸肉各 100 克，鲜香菇 80 克，油菜 50 克，鸡蛋 1 个。

做法：

1 大米洗净，用水浸泡 30 分钟；鸡胸肉洗净，切丝，取蛋清腌渍；香菇洗净，去蒂，切片；油菜洗净，切丝。

2 锅内加清水烧开，放大米、香菇片，熬煮成粥，放鸡胸肉丝滑散，放油菜丝稍煮即可。

健脾益胃，帮助消化

山药鸡蓉粥

材料： 大米 80 克，山药、乌鸡肉各 100 克。

调料： 盐 3 克，葱末、姜末各 5 克，香油少许。

做法：

1 大米洗净，用水浸泡 30 分钟；山药去皮，切碎丁；乌鸡肉洗净，剁成细蓉。

2 锅内加适量清水烧开，加入大米，大火煮开后转小火煮 25 分钟，放入山药丁、鸡蓉，搅匀再煮 10 分钟后，放入姜末和葱末，调入盐，滴上香油即可。

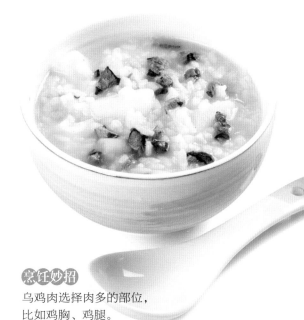

烹饪妙招
乌鸡肉选择肉多的部位，比如鸡胸、鸡腿。

51

牛乳粥

材料： 鲜牛奶 250 克，大米 80 克。

做法：

1 将大米淘洗干净，用清水浸泡 30 分钟；锅中加水烧开，将大米放入锅中，开小火煮粥，煮至米汁稠黏为度。

2 将鲜牛奶放入煮熟的粥中，再烧沸，即可食用。

功效： 滋阴润燥，养心，解热毒。适用于体质衰弱、气血亏虚、便秘等症。

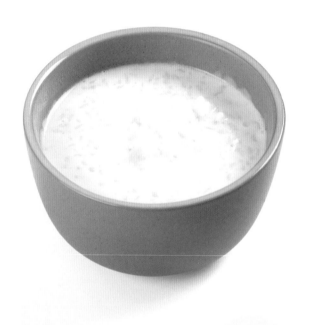

食材小档案

牛奶

性味归经： 味甘，性平；归心、肺、胃经

养生功效： 补虚损，养心神，益肺胃，生津润肠。可用于调理久病体虚、气血不足、营养不良

煮粥搭档： 牛奶 + 燕麦，牛奶 + 小米

慎食人群： 腹泻患者

《老老恒言》摘要

《千金翼》：白石英、黑豆饲牛，取乳作粥，令人肥腱。

按：兼健脾除疸黄。

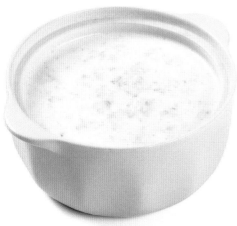

生津止渴，滋润肠道
奶香麦片粥

材料： 牛奶 250 克，燕麦片 60 克。
调料： 白糖 3 克。
做法：
1 锅内加适量清水烧开，加入燕麦片，大火煮开后转小火。
2 燕麦片煮熟后，加入牛奶搅匀，再次煮开后调入白糖搅匀即可。

烹饪妙招
牛奶的量可根据自己口味来放，喜欢奶味就多放些，不喜欢就少放点。

养心安神，补钙
小米蛋花奶粥

材料： 小米 80 克，鸡蛋 1 个，牛奶 100 克。
做法：
1 小米洗净；鸡蛋打散搅拌成蛋液。
2 锅内加适量清水烧开，加入小米，大火煮开后转小火煮 30 分钟，至米微微开花，倒入牛奶、蛋液微煮即可。

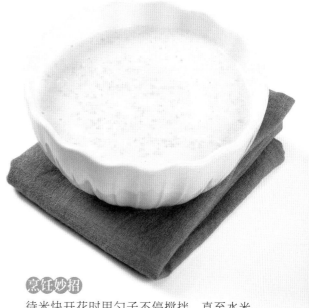

烹饪妙招
待米快开花时用勺子不停搅拌，直至水米不分离。

补肺益气粥

中医里所讲的"肺"并不是单指肺脏，而是与肺相关的大肠、皮毛、鼻等构成的一整套系统，人体的新陈代谢、血液运行、津液分布等都离不开肺，有赖于肺呼吸运动的均匀调和才能维持正常的生理功能。肺很重要，也很娇嫩，外界的风、寒、暑、湿、燥、火等邪气侵袭人体的时候，首当其冲受伤害的往往是肺。所以，养护好肺至关重要，养肺最好的食补方法之一就是喝粥。

《老老恒言》摘要

《延年秘旨》：和中补五脏。按：

兼消暑除湿解毒，久服发不白。

扁豆粥

材料： 白扁豆 20 克，人参 5 克，大米 100 克。

做法：

1 大米、白扁豆淘洗干净，用水浸泡 30 分钟；将白扁豆煮至将熟，放入大米煮粥。

2 同时单煎人参取汁，粥熟时，将参汁加入调匀即可。

功效： 益精补肺，健脾止泻。适用于久泄不止、脾胃虚弱或小儿吐泻交作。

食材小档案

白扁豆

性味归经： 味甘、淡，性微温；归脾、胃经

养生功效： 健脾化湿，和中消暑。可用于调理脾虚湿盛，运化失常所致的大便溏泻、白带过多、暑湿吐泻、胸闷腹胀

选购标准： 挑选白扁豆，以粒大、饱满、色白者为佳

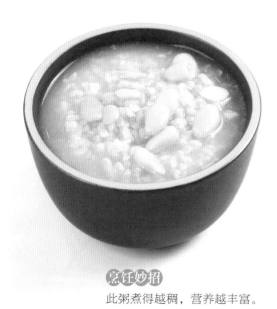

烹饪妙招

此粥煮得越稠，营养越丰富。

强健筋骨，增强体力

扁豆糙米粥

材料：白扁豆 30 克，糙米 80 克。

调料：冰糖适量。

做法：

1 白扁豆洗净，浸泡 8~10 小时；糙米洗净，浸泡 4 小时。

2 锅内倒入适量清水烧开，放入白扁豆、糙米大火煮开，转小火熬煮 40 分钟，待煮至熟软，加冰糖调味即可。

健脾和胃，养心安神

扁豆薏米红枣粥

材料：白扁豆、莲子各 25 克，薏米 50 克，红枣 6 枚，陈皮 3 片，大米 30 克。

做法：

1 白扁豆、莲子、薏米洗净，用水浸泡 4 小时；大米洗净，用水浸泡 30 分钟；红枣洗净，去核。

2 锅内加适量清水烧开，将除陈皮外的所有材料放入，大火煮开后转小火。

3 煮 50 分钟后放入陈皮，继续煮 10 分钟，熬至粥浓稠即可。

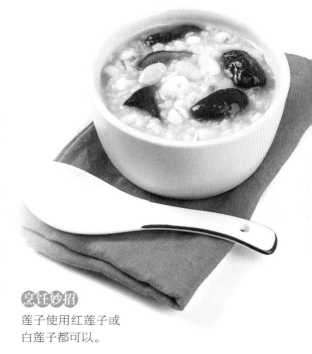

烹饪妙招

莲子使用红莲子或白莲子都可以。

柿饼粥

材料： 柿饼 50 克，大米 100 克。

调料： 冰糖 5 克。

做法：

1 柿饼洗净，切成 1 厘米见方的小丁；大米洗净，用清水浸泡 30 分钟。

2 锅中加水烧开，将大米、柿饼丁放入。先用大火烧沸，再改用小火熬煮成粥。粥内加冰糖调好味，再稍焖片刻，即可盛起食用。

功效： 健脾涩肠止血。调理因胃阴不足导致的烦热口渴、燥热咳嗽。

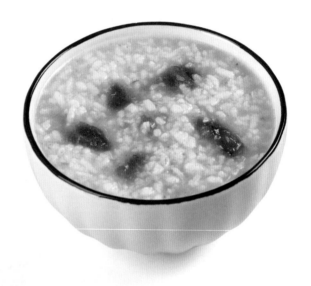

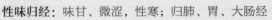

食材小档案

柿饼

性味归经： 味甘、微涩，性寒；归肺、胃、大肠经

养生功效： 润肺化痰，生津止渴，解酒。可用于调理燥热咳嗽、烦渴口干、痢疾便血等

煮粥搭档： 柿饼 + 山药，柿饼 + 木耳

慎食人群： 痰湿内盛者

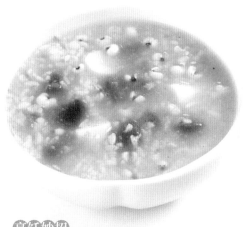

烹饪妙招

薏米不容易煮熟，在煮之前需用温水浸泡4小时，让它充分吸收水分。之后再与其他米类一起煮就很容易熟了。

健脾益肺，促进消化

山药薏米柿饼粥

材料： 山药100克，薏米、糯米各50克，柿饼150克。

调料： 冰糖3克。

做法：

1 薏米洗净，浸泡4小时；糯米洗净，浸泡1小时；山药洗净，切成小块；柿饼切成小丁。

2 山药块、薏米、糯米放入开水锅中，用小火煮1小时。煮到粥快好的时候，加入柿饼丁、冰糖稍煮即可。

活血润燥，清肺排毒

木耳柿饼粥

材料： 木耳（干品）5克，柿饼100克，大米80克。

调料： 蜂蜜适量。

做法：

1 将木耳用温水泡发，洗净，去杂质，撕成小朵；柿饼去蒂，切成小块；大米洗净，浸泡30分钟。

2 锅内加适量水烧开，放入大米煮粥，五成熟时加入柿饼块、木耳，再煮至粥熟，调入蜂蜜即可服用。

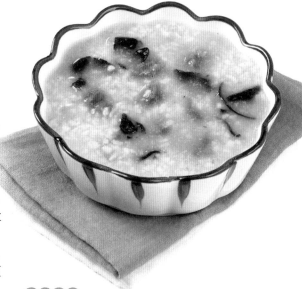

烹饪妙招

小木耳体积小，不用切开，可以整朵食用。

藕粥

材料： 莲藕 200 克，糯米 100 克。

调料： 糖桂花适量。

做法：

1 将莲藕洗净，刮去外衣，切成块状，加清水煮沸后改小火煮至藕熟烂，备用。

2 将糯米淘洗后浸泡 1 小时，加入熟藕块煮粥，煮沸后改小火煮至米熟烂，加入糖桂花搅匀，即可食用。

功效： 补心养血，健脾开胃，清热润肺。年老虚弱、食欲缺乏者食用效果佳。

《老老恒言》摘要

治热渴，止泄，开胃消食，散留血，久服令人心欢。

食材小档案

藕

性味归经： 味甘，生用性寒，熟用性温；归脾、胃、心经

养生功效： 生用：凉血止血，清热生津，散瘀；熟用：健脾开胃，止泻

煮粥搭档： 藕＋糯米；藕＋莲子

慎食人群： 脾胃虚寒者不宜食生藕

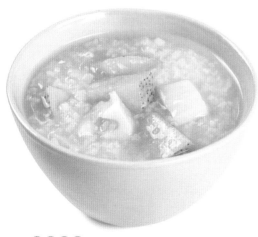

烹饪妙招

长时间炖煮莲藕，最好选用陶瓷或不锈钢的器皿，避免用铁锅、铝锅，也尽量不用铁刀切莲藕，以减少氧化。

健脾开胃，润肺止咳

甜藕雪梨粥

材料： 莲藕、雪梨各 100 克，糯米 80 克。
调料： 冰糖 5 克。
做法：

1 将莲藕去皮，洗净，切小块；糯米洗净后用水浸泡 1 小时；雪梨洗净，切小块。

2 锅内加适量清水烧开，加糯米、莲藕块、雪梨块，大火煮开后转小火煮40 分钟，加冰糖煮 5 分钟，至冰糖化开即可。

清热润肺，滋养皮肤

花生百合莲藕粥

材料： 鲜百合 40 克，花生米 30 克，莲藕、大米各 100 克。
调料： 冰糖适量。
做法：

1 鲜百合剥开，洗净；莲藕去皮，洗净后切块；大米洗净，用水浸泡 30 分钟；花生米洗净。

2 锅内加适量清水烧开，加入大米和花生米，大火煮沸转小火煮 20 分钟，加莲藕块继续煮 15 分钟，加鲜百合、冰糖再煮 5 分钟即可。

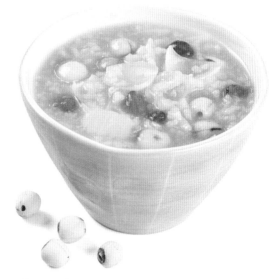

烹饪妙招

用花生米煮粥之前，最好先浸泡一下，更容易熟烂。

芥菜粥

材料：芥菜、大米各 100 克。

做法：

1 将芥菜洗净，切段备用；大米淘净，用清水浸泡 30 分钟。

2 锅内加清水烧开，将大米下入锅中熬煮，粥熟时调入芥菜段，再煮一两沸即可服用。

功效：宣肺化痰，温中健脾，散寒解表。可以调理风寒表邪引起的感冒、咳嗽。

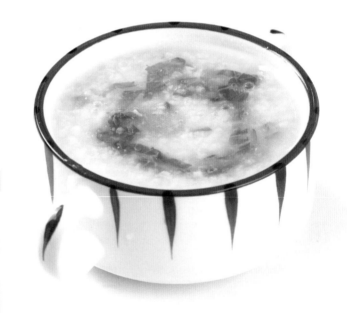

《老老恒言》摘要

《纲目》方：豁痰辟恶。按：兼温中止嗽，开利九窍。

食材小档案

芥菜

性味归经：味辛，性温；归肺、胃经

养生功效：宣肺化痰，温中利气，明目。可用于调理咳嗽痰多、咳痰不爽、胸胁满闷等症

煮粥搭档：芥菜＋糯米，芥菜＋虾仁

慎食人群：疮疡、便血、痔疮患者

芥菜糯米瘦肉粥

特色功效

芥菜可以宣肺化痰，糯米培补肺气。两者结合煮粥，润肺化痰的效果更好。

烹饪妙招

腌肉片时已经放了盐，所以粥出锅的时候不需要再添加盐。

材料： 糯米100克，猪瘦肉50克，芥菜150克。

调料： 盐1克，生抽2克，葱花3克，姜丝、淀粉各5克。

做法：

1 将猪瘦肉洗净，切片；芥菜洗净，切段；糯米洗净，用清水浸泡30分钟。

2 将盐、油、淀粉、生抽、姜丝加入到肉片里，拌匀腌渍5分钟。

3 锅内加清水烧开，将糯米下入锅中，煮沸后转小火，倒入腌渍好的肉片煮开；再加入切好的芥菜段，拌匀后再次煮开，出锅前撒上葱花。

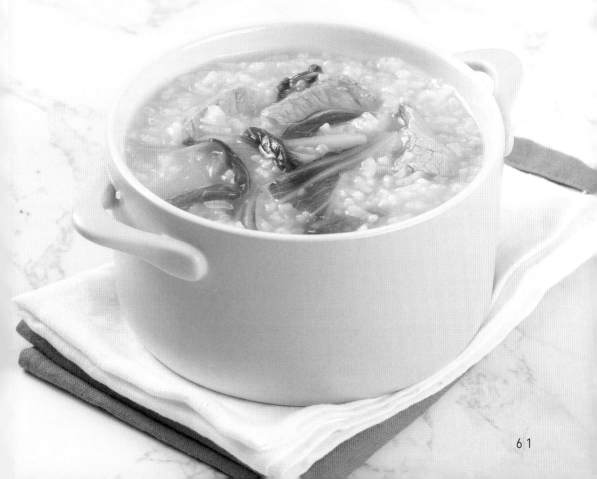

蔗浆粥

材料： 甘蔗 500 克，大米 50 克。

做法：

1 将甘蔗去皮洗净，切段；大米洗净，用清水浸泡 30 分钟。

2 锅内倒入适量清水，大火烧开后放入大米、甘蔗段，小火煮成粥。

功效： 清热润燥，生津止渴。适用于肺热咳嗽、口干舌燥。

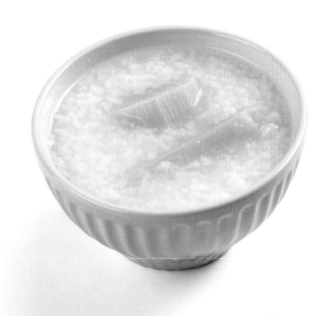

《老老恒言》摘要

《采珍集》：治咳嗽虚热，口干舌燥。按：兼助脾气，利大小肠，除烦热，解酒毒。

食材小档案

甘蔗

性味归经： 味甘，性寒；归肺、胃经

养生功效： 清热除烦，润燥生津，润肺止咳。可用于调理肺燥咳嗽、大便秘结

煮粥搭档： 甘蔗 + 雪梨，甘蔗 + 马蹄

慎食人群： 脾胃虚寒、腹泻者

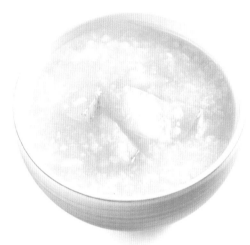

烹饪妙招
甘蔗也可以切成小段，
直接放入锅中煮粥。

润肺定喘，止咳除烦

甘蔗雪梨粥

材料：甘蔗400克，雪梨、大米各100克。
调料：冰糖适量。
做法：

1 将甘蔗去皮洗净、切段，放入锅中，
加入适量清水，熬煮30分钟，取汁。

2 雪梨除去皮、核，洗净，切块；大米
洗净，用清水浸泡30分钟后与雪梨
块一同放入留有甘蔗汁的锅中，再加
入适量清水，用小火慢慢熬煮，煮至
大米熟烂时，加入冰糖，继续熬煮，
煮至冰糖化开即可。

清热泻火，润燥止咳

马蹄甘蔗粥

材料：大米100克，甘蔗250克，马
蹄80克。
调料：盐3克。
做法：

1 大米提前浸泡30分钟，加入少许盐；
甘蔗削皮，洗净，切成小段；马蹄洗
净表面泥土，去皮，对半切开。

2 锅中加适量清水烧开，加入大米、马
蹄和切好的甘蔗段，大火煮沸后，转
小火再熬40分钟即可服用。

烹饪妙招
因为马蹄表面有很多泥土，所以一定要清洗
干净。

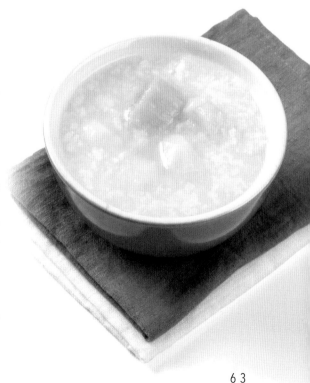

腐浆（豆浆）粥

材料： 豆浆 500 克，大米 100 克。

做法：

1 大米洗净，用水浸泡 30 分钟。

2 锅中加豆浆烧开，放入大米继续煮至滚时稍搅拌，改中小火熬煮。

功效： 滋润肺胃，清热去火。

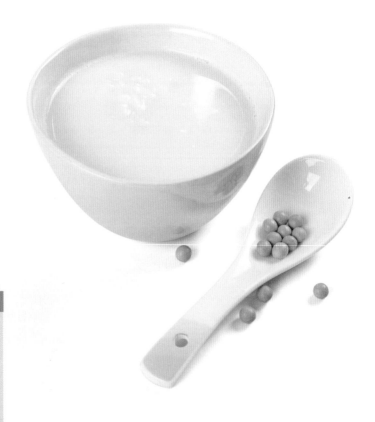

润肺消胀满，下大肠浊气，利小便。

《老老恒言》摘要

食材小档案

豆浆

性味归经： 味甘，性平；归肺、胃经

养生功效： 补虚润燥，清肺化痰

煮粥搭档： 豆浆＋核桃仁，豆浆＋小米

豆浆核桃五谷粥

特色功效

豆浆有补虚润燥的作用，核桃仁温补肺肾、止咳喘。两者结合煮粥，润燥止咳功效更好。

烹饪妙招

豆浆容易焦锅，因此煮的时候要多搅动。

材料： 大米 50 克，大麦、玉米粒、小米、核桃仁各 20 克，黑芝麻 5 克，豆浆 200 克。

做法：

1 核桃仁洗净，用刀切碎；大米洗净，用水浸泡 30 分钟；大麦和玉米粒、小米洗净，浸泡 4 小时。

2 锅内加适量清水烧开，加入大米、大麦、玉米粒、小米，大火煮开后转小火。

3 煮 50 分钟后，倒入核桃仁碎，继续煮 10 分钟；倒入豆浆熬煮至黏稠，撒上黑芝麻稍煮即可。

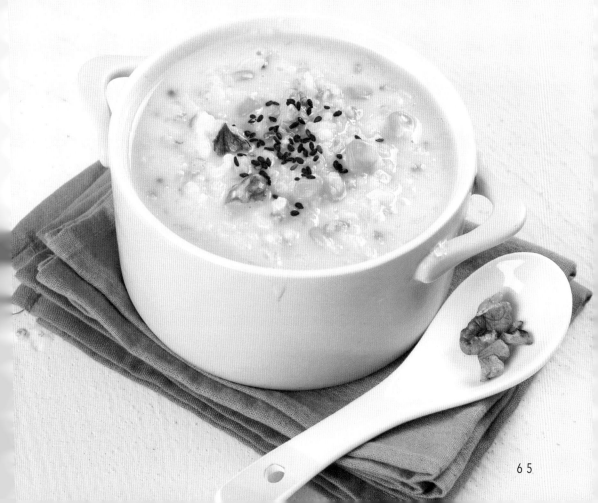

面粥

材料：面粉 50 克，大米 100 克。

调料：白糖适量。

做法：

1 将面粉炒黄；大米洗净，用水浸泡 30 分钟，备用。

2 锅内加适量水，烧沸后下大米大火煮开，然后倒入炒黄的面粉一起小火慢煮，粥成后加入白糖即可。

功效：强气力，补不足，益五脏。

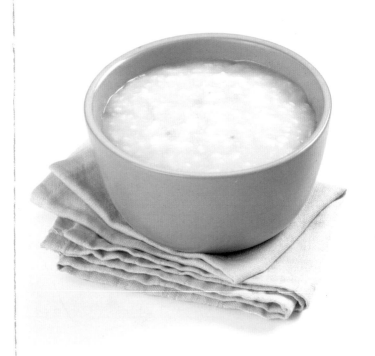

《老老恒言》摘要

《外台秘要》：治寒痢白泻。麦面炒黄，同米煮。

按：兼强气力，补不足，助五脏。

食材小档案

小麦面粉

性味归经：味甘，性温；归脾经

养生功效：补虚益气，养护五脏

煮粥搭档：面粉＋黑芝麻；面粉＋红薯

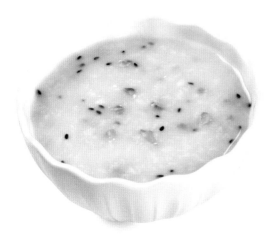

花生碎及芝麻不怎么吸水，
水不要放太多。

补心肺，益肾

花生芝麻面糊粥

材料：面粉 150 克，黑芝麻 20 克，花
生米 50 克。

调料：白糖适量。

做法：

1 花生米洗净，碾碎。

2 炒锅烧热，加入面粉翻炒变黄色，再
加入黑芝麻、花生碎翻炒均匀，盛出。

3 砂锅内添适量清水烧开，将炒好的面
粉、黑芝麻、花生碎倒入，煮 10 分
钟至面糊凝固，再加入白糖搅拌均
匀，即可食用。

补气养血，益智安神

红薯面粉小米粥

材料：红薯 100 克，小米 50 克，面粉
80 克。

做法：

1 炒锅烧热，加入面粉翻炒变黄色。

2 小米洗净，用清水浸泡 30 分钟；红
薯去皮，切块，用清水浸泡，备用。

3 砂锅内加水烧开，放入小米、红薯
块，大火煮沸后，转小火煮 30 分钟；
然后倒入炒黄的面粉，稍煮 10 分钟，
即可出锅。

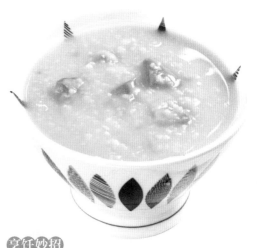

烹饪妙招
红薯去皮后用清水浸泡，
可防止其氧化变色。

燕窝粥

材料： 燕窝（干品）15 克，大米 100 克。

调料： 冰糖适量。

做法：

1 燕窝用温水浸润，拣去杂质、绒毛，用清水洗净；大米洗净，浸泡 30 分钟。

2 锅内清水烧开，放入燕窝、大米，大火煮沸后，加冰糖，改小火慢熬成粥即可。

功效： 健脾肺，养容颜。适用于脾虚血少、肌肤干燥；或阴虚火旺之潮热、干咳。

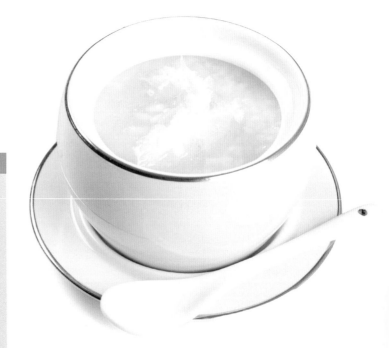

食材小档案

燕窝

性味归经： 味甘，性平；归脾、胃、肾经

养生功效： 养阴润燥，补脾益胃。可用于调理胃阴不足引起的呕吐食少、反胃，肺阴亏虚之干咳痰少等病症

煮粥搭档： 燕窝＋银耳；燕窝＋红枣

慎食人群： 湿痰停滞及有表邪者

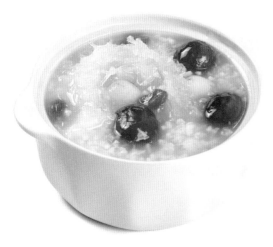

润燥降火，养肌肤

银耳莲子糯米燕窝粥

材料： 燕窝（干品）10 克，银耳（干品）5 克，糯米 100 克，莲子、枸杞子各 15 克，红枣 3 枚。

做法：

1 燕窝用清水泡发 6 小时；糯米洗净浸泡 1 小时；莲子洗净浸泡 1 小时；银耳泡软、撕小朵；红枣、枸杞子洗净。

2 锅内加适量水烧开，再放入糯米、莲子，大火煮沸后改小火，炖煮 30 分钟。

3 添加银耳炖煮 10 分钟，再加入燕窝、红枣、枸杞子炖煮 5 分钟即可。

烹饪妙招

购买莲子时，选择不带莲芯的莲子。

补脾肺，止干咳

小米南瓜燕窝粥

材料： 燕窝（干品）10 克，小米 100 克，南瓜 50 克。

调料： 冰糖适量。

做法：

1 燕窝泡发 6 小时；南瓜去皮，切小块，放入锅中隔水蒸熟压成南瓜泥备用；小米淘洗干净。

2 燕窝放进炖盅内，隔水慢炖 15~20 分钟；小米粥熬好后加入南瓜泥，再熬 20 分钟。

3 倒入炖好的燕窝和冰糖，小火稍加热 3~5 分钟，即可食用。

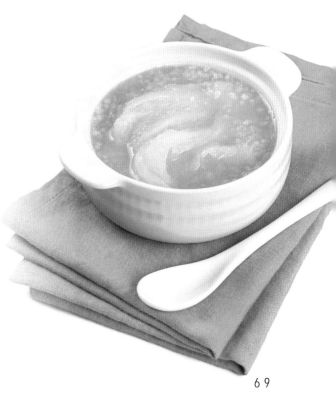

鸭汁粥

材料：鸭肉 200 克，大米 100 克。

调料：葱白段 30 克。

做法：

1. 将鸭肉洗净、切块，放入锅中，加清水煮烂；大米洗净，浸泡 30 分钟。

2. 将煮烂的鸭肉，与大米、葱白段煮为稀粥服食。

功效：益肺肾，消水肿，适用于肺肾亏损、水肿等症。

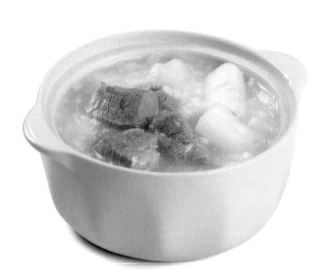

食材小档案

鸭肉

性味归经：味甘、咸，性寒；归脾、胃、肺、肾经

养生功效：滋阴养胃、利水消肿、健脾补虚。可用于调理咳嗽痰多、水肿、痢疾

煮粥搭档：鸭肉＋冬瓜，鸭肉＋胡萝卜

慎食人群：体寒胃痛、寒性腹泻、腰痛、寒性痛经者

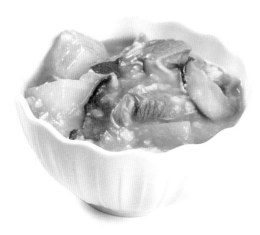

烹饪妙招

可以选鸭胸肉或鸭腿肉来烹调。

清肺止咳
冬瓜鸭块粥

材料: 大米 100 克,冬瓜、鸭肉各 150
克,干贝 25 克,香菇 60 克,荷
叶 15 克。

调料: 陈皮 2 克,酱油 5 克。

做法:

1 大米洗净,浸泡 30 分钟;干贝去除
老筋,泡开,撕碎;鸭肉洗净,切
块,煎香;冬瓜去皮、瓤,洗净,切
块;香菇洗净,切片。

2 锅内加适量清水烧开,加入大米,大
火煮开后转小火,放入香菇片、冬瓜
块、鸭肉块、荷叶、陈皮及干贝。

3 鸭肉熟透、米粥浓稠时加入酱油调
味即可。

滋阴润肺,补气养血
胡萝卜鸭腿粥

材料: 鸭腿 80 克,胡萝卜 50 克,大米
100 克。

调料: 盐 1 克,料酒、姜末、葱末各 5
克,胡椒粉 2 克。

做法:

1 鸭腿洗干净,剔骨取肉,切成丝,用
料酒、姜末、盐腌渍;胡萝卜洗净后
切丁;大米洗净,用水浸泡 30 分钟。

2 锅内加适量清水烧开,加入大米,大
火煮开后转小火,煮 20 分钟后,加
入胡萝卜丁,煮到再次沸腾。

3 加入腌渍好的鸭腿肉丝,煮 20 分钟,
加胡椒粉、葱末调味即可。

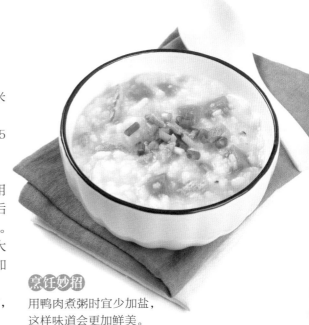

烹饪妙招

用鸭肉煮粥时宜少加盐,
这样味道会更加鲜美。

补肾
健脑粥

肾为先天之本，肾藏精，肾精充足的人体格健壮，不容易被外来邪气所侵扰；肾主髓，生髓，从而影响人的大脑发育。因此，要想身体健壮、大脑聪明，补肾尤其必要。黑色食物搭配健脑食材一起煮粥，有补肾、强身、益智的功效。

栗粥

材料： 小米、板栗肉各 100 克。

做法：

1 板栗肉掰小块；小米洗净。

2 锅内加适量清水烧开，加入小米和板栗肉，大火煮开后转小火，煮 30 分钟至黏稠即可。

功效： 小米可益气补脾，和胃安眠；板栗可益气补脾，厚肠胃，补肾强筋，活血止血。二者同食，可益气养脾。

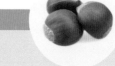

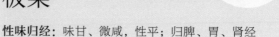

食材小档案

板栗

性味归经： 味甘、微咸，性平；归脾、胃、肾经

养生功效： 益气补脾、厚肠胃，补肾强筋，活血止血。可用于调理脾胃虚弱、肾虚腰膝无力等

煮粥搭档： 板栗＋南瓜，板栗＋山药

慎食人群： 糖尿病患者

《老老恒言》摘要

《纲目》方：补肾气，益腰脚，同米煮。

按：兼开胃活血。

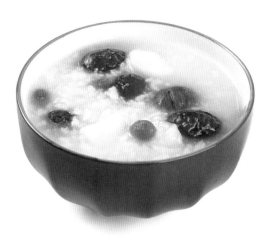

益精固肾，强健腰膝

补肾板栗粥

材料： 山药 50 克，板栗肉 60 克，大米
80 克，枸杞子 5 克，红枣 6 枚。

做法：

1 将板栗肉掰小块；大米洗净，浸泡
30 分钟；山药去皮，切小块；红枣
洗净，去核；枸杞子洗净。

2 锅内加适量清水烧开，加入大米、山
药块、红枣和板栗肉，大火煮沸后转
小火煮 30 分钟，加入枸杞子继续煮
10 分钟。

烹饪妙招

板栗煮熟后再剥皮会轻松许多，
这款粥用熟板栗也会更省时。

益气补肾，强筋健骨

板栗荞麦南瓜粥

材料： 荞麦 50 克，南瓜 100 克，
大米、板栗肉各 40 克。

做法：

1 南瓜去皮去瓤，洗净，切小块；
荞麦洗净，浸泡 4 小时；大米
洗净，浸泡 30 分钟；板栗肉洗
净，掰小块。

2 锅内加适量清水烧开，放入荞
麦、大米、板栗肉，大火煮开后
转小火煮 40 分钟，加南瓜块
煮至米烂粥熟即可。

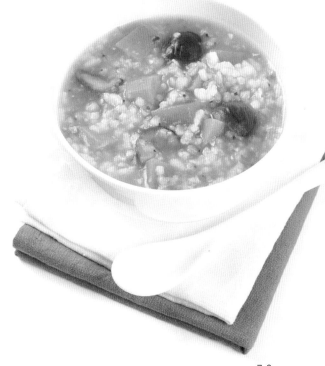

胡桃（核桃仁）粥

材料： 大米 100 克，核桃仁 30 克，黑芝麻 20 克。

调料： 白糖 5 克。

做法：

1 核桃仁洗净后，用刀压碎；大米洗净，用水浸泡 30 分钟。

2 锅内加适量清水烧开，加入大米，煮开后转小火煮 30 分钟，加入核桃仁碎、黑芝麻煮至黏稠，加白糖搅匀即可。

功效： 核桃仁富含不饱和脂肪酸，可降低血液中胆固醇含量，有益于动脉粥样硬化、心脑血管病患者；黑芝麻含大量不饱和脂肪酸、铁和维生素E 等，可辅助调理动脉粥样硬化。

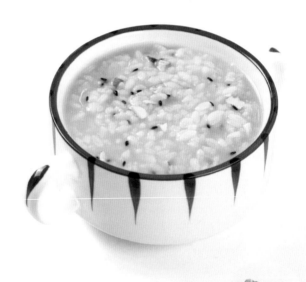

食材小档案

核桃仁

性味归经： 味甘，性温；归肺、大肠、肾经

养生功效： 补肾固精，纳气定喘，润肠通便。可用于调理肾虚喘嗽、阳痿、遗精、尿频、便秘等

煮粥搭档： 核桃仁 + 紫米，核桃仁 + 红枣

慎食人群： 有痰火积热或阴虚火旺者

《海上方》：治阳虚腰痛，石淋五痔。按：兼润肌肤，黑须发，利小便，止寒嗽，温肺润肠。

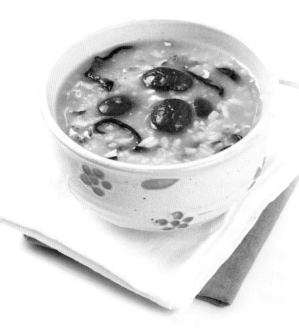

养肾固精，防止脱发

核桃木耳红枣粥

材料： 木耳（干品）5 克，核桃仁 50 克，大米 100 克，红枣 10 枚。

调料： 冰糖 5 克。

做法：

1 木耳放入温水中泡发，去蒂，除去杂质，撕小片；大米洗净，用水浸泡30 分钟；核桃仁洗净后，用刀压碎；红枣洗净，去核。

2 锅内加适量清水烧开，加入大米、木耳片、核桃仁碎和红枣，大火煮开后转小火煮至木耳熟烂、粥黏稠，加冰糖煮 5 分钟，至冰糖化开即可。

健脑益智

核桃紫米粥

材料： 紫米 40 克，核桃仁 25 克，大米 30 克。

调料： 冰糖 5 克。

做法：

1 紫米洗净后用水浸泡 4 小时；大米洗净，用水浸泡 30 分钟；核桃仁洗净后，用刀压碎。

2 锅内加适量清水烧开，加入紫米、大米，大火煮开后转小火煮 40 分钟后，放入核桃仁碎继续熬煮，粥将熟时加冰糖煮 5 分钟，至冰糖化开即可。

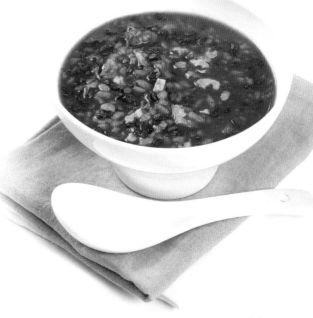

木耳粥

材料：大米100克，木耳（干品）10克，红枣6枚。

做法：

1. 木耳泡软，洗净，撕小片；红枣洗净，去核；大米洗净，用水浸泡30分钟。

2. 锅内加适量清水烧开，加入红枣、木耳片和大米，大火煮开后转小火，煮40分钟至软糯即可。

功效：益气强肾。对疲倦乏力、面色萎黄或苍白、食欲欠佳、懒言少动等症状有一定帮助。

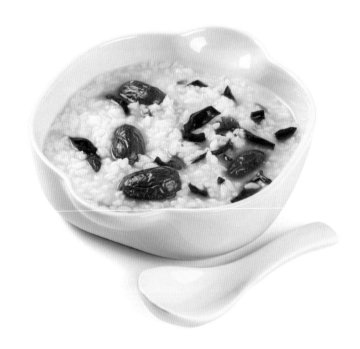

食材小档案

木耳

性味归经：味甘，性平；归肺、胃、肝经

养生功效：滋阴润肺，补肾阴。可用于调理阴虚肺燥、头晕失眠等

煮粥搭档：木耳＋红枣，木耳＋豆腐

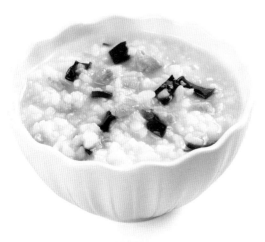

烹饪妙招

为节省煮粥时间，鸡肉丁
要切得尽可能小一些。

增强体力，清肠排毒
鸡肉木耳粥

材料： 大米 100 克，鸡腿肉 50 克，木
耳（干品）10 克。

做法：

1 大米洗净，用水浸泡 30 分钟；木耳
用清水泡发，洗净，切成小丁；鸡腿
肉洗净，煮熟，切小丁。

2 锅内加适量清水烧开，放大米大火煮
开后转小火煮 30 分钟，加鸡肉丁、
木耳丁煮 10 分钟即可。

养肾阴，帮助肠胃排毒
木耳豆腐粥

材料： 木耳（干品）5 克，豆腐 50 克，
大米 100 克。

调料： 姜丝、蒜片、葱花各 3 克，盐 2
克，香油适量。

做法：

1 大米洗净，用清水浸泡 30 分钟；木
耳泡发洗净撕小片；豆腐洗净，切块。

2 锅内加适量清水烧开，放入大米用大
火煮至米粒绽开，放入木耳片、豆
腐块。

3 再放入姜丝、蒜片，改用小火煮至粥
成后，放入香油、盐、葱花即可。

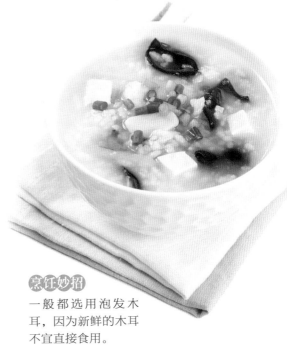

烹饪妙招

一般都选用泡发木
耳，因为新鲜的木耳
不宜直接食用。

韭叶（韭菜）粥

材料： 韭菜 50 克，大米 100 克。

调料： 香油、盐各 2 克。

做法：

1 韭菜洗净，切段；大米洗净，浸泡 30 分钟，备用。

2 锅内加入适量水烧沸，倒入大米，大火烧沸，中火煮 15 分钟。加入韭菜段煮 1 分钟。加入香油、盐搅拌均匀即可食用。

功效： 补肾壮阳，固精止遗，健脾暖胃。适用于虚寒久痢以及阳痿、遗精、早泄等。

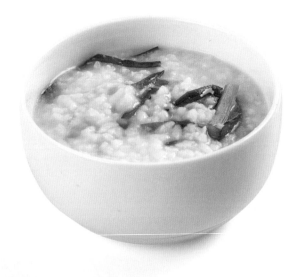

食材小档案

韭菜

性味归经： 味辛，性温；归肝、胃、肾经

养生功效： 补肾助阳，温中行气，散瘀解毒。可用于调理脾胃空虚、呕吐食少，或肾阳虚损之腰膝酸软、阳痿遗精，或遗尿

煮粥搭档： 韭菜 + 虾仁，韭菜 + 牡蛎

慎食人群： 阴虚内热或疮疡、目疾者

《老老恒言》摘要

《食医心镜》：治水痢。又《纲目》方：温中暖下。

按：兼补虚壮阳，治腹冷痛。

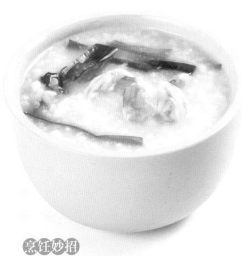

烹饪妙招

虾仁加一些胡椒粉和料酒去腥味，再用沸水焯烫一下，这样处理过的虾仁煮粥可减少腥味，粥品味道更鲜美。

补肾阳，健脾开胃

韭菜虾仁粥

材料：大米 100 克，虾仁 80 克，韭菜 30 克。

调料：盐 3 克。

做法：

1 韭菜洗净，切段；虾仁洗净；大米洗净，浸泡 30 分钟。

2 锅内加适量清水烧开，加入大米，大火煮开后转小火煮 30 分钟，加入虾仁，略煮片刻后倒入韭菜段，加盐调味即可。

壮阳补肾，调理遗精早泄

韭菜牡蛎蛋粥

材料：大米 100 克，牡蛎肉 20 克，韭菜 50 克，鸡蛋 2 个。

调料：盐 2 克。

做法：

1 大米洗净，浸泡 30 分钟；鸡蛋打散成蛋液；韭菜洗净切小段；牡蛎肉洗净。

2 锅内清水烧开，加入大米煮沸，转小火熬煮 30 分钟，加入牡蛎肉继续熬煮 10 分钟；加入韭菜段大火煮沸，倒入鸡蛋液搅拌均匀，加适量盐调味即可。

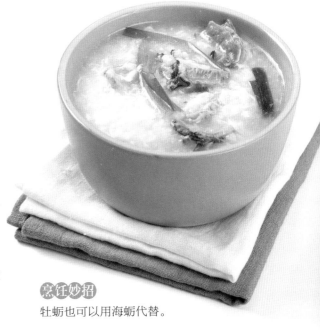

烹饪妙招

牡蛎也可以用海蛎代替。

猪髓（骨）粥

材料： 猪骨髓 150 克，糯米 100 克。

调料： 盐少许。

做法：

1 将猪骨髓洗净切段备用；将糯米洗净，浸泡 1 小时。

2 锅内加水烧开，放入糯米大火烧沸。加入猪骨髓小火熬至粥成，加盐，搅拌均匀即可。

功效： 填骨髓，补虚损。

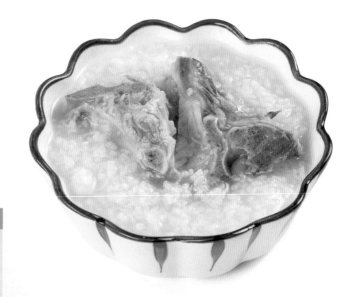

《老老恒言》摘要

《丹溪心法》：用脊髓治虚损补阴，兼填骨髓，入粥佳。

食材小档案

猪髓

性味归经： 味甘，性寒；归肾经

养生功效： 补阴益髓。可用于调理消渴、疮疡

煮粥搭档： 猪髓 + 香菇，猪髓 + 芋头

慎食人群： 阳虚、痰湿内盛者

特色功效
香菇可补肾强体，猪髓可滋补肾阴，两者一起煮粥，强体抗衰的功效更好。

烹饪妙招
如果家中没有新鲜的香菇，也可以用干香菇，需提前用清水泡发后洗净，切成片即可，口感味道丝毫不受影响，甚至香气更浓郁。

香菇猪髓（骨）粥

材料： 大米 100 克，猪骨髓 150 克，鲜香菇 50 克。

调料： 葱段 10 克，姜片 5 克，盐 3 克，料酒 8 克。

做法：

1 猪骨髓洗净，切块，用料酒浸泡 1 小时，焯水，去血污；鲜香菇洗净，切片；大米洗净，浸泡 30 分钟。

2 锅内放适量清水，烧开后放入大米煮沸，放入猪骨髓。

3 大米和猪骨髓煮开两次后，放入姜片，拿汤勺搅拌均匀，然后放入香菇片，再搅拌一次，改为小火慢煮 40 分钟后加入葱段再煮，待闻到粥的香气时，放盐，搅拌均匀后出锅。

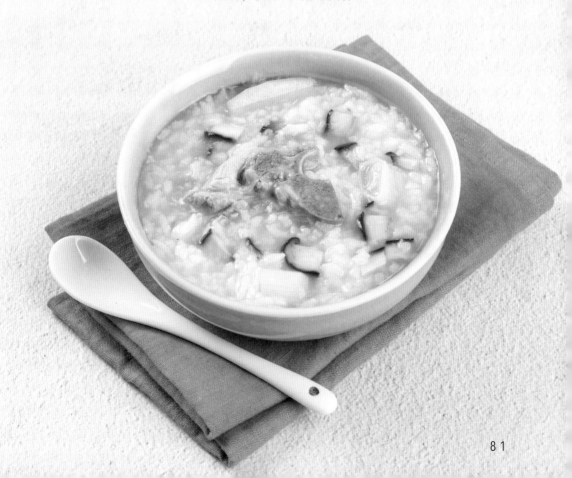

猪肚粥

材料： 熟猪肚、大米各100克。

调料： 葱花、姜末、盐各3克。

做法：

1 将熟猪肚切丝；将大米洗净，浸泡30分钟。

2 锅内加水适量，烧开后，将大米和猪肚一同放进锅中，煮到粥熟后，放入葱花、姜末、盐，再煮一二沸即可食用。

功效： 健脾益气，升阳举陷。适用于脾胃气虚、中气下陷所致的头晕目眩、食欲不振、腰膝乏力等。

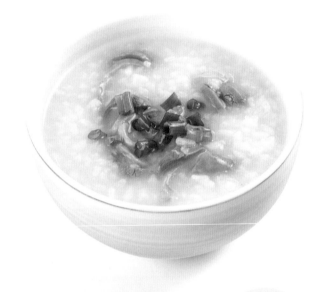

《老老恒言》摘要

《食医心镜》：治消渴饮水，用雄猪肚，煮取浓汁，加豉作粥。按：兼补虚损止暴痢，消积聚。

食材小档案

猪肚

性味归经： 味甘，性温；归脾、胃经

养生功效： 补虚损，健脾胃。可用于调理虚劳羸弱、泄泻、尿频、积食

煮粥搭档： 猪肚 + 山药，猪肚 + 红枣

慎食人群： 血脂异常者

四味猪肚粥

猪肚可强健脾胃，莲子清心补肾，桂圆温补肾阳，山药健脾肾，红枣、糯米可以温补脾胃。

一定要注意火候，大火煮开后一定要转小火，这样煮的粥更香。

材料：猪肚 200 克，莲子 10 克，桂圆肉 5 克，山药 30 克，红枣 4 枚，糯米 100 克。

调料：盐 2 克，姜片 3 克，料酒适量。

做法：

1 山药洗净，去皮后切片，莲子、桂圆肉、红枣洗净；猪肚洗净，切丝；糯米洗净，泡软。

2 将猪肚放入锅中，加水，倒入料酒、姜片，焯水 3 分钟，捞出后切丝。

3 锅内清水烧开，把糯米、莲子、桂圆肉、山药片、红枣、猪肚丝都放入锅中，大火煮两沸，然后转小火煮 40 分钟，煮至糯米和猪肚软烂后即可食用。

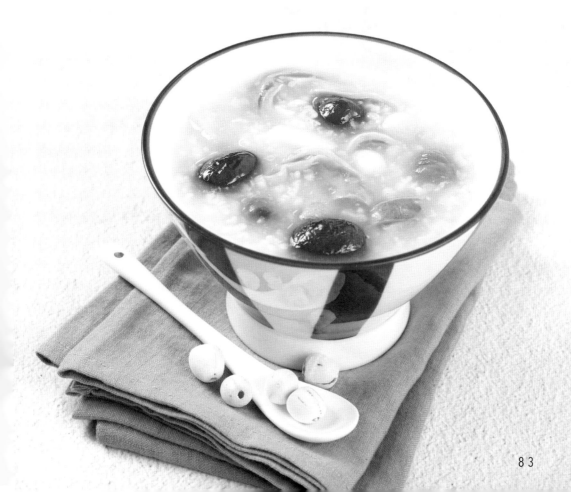

《老老恒言》摘要

《饮膳正要》：治阳气衰败，腰脚痛。

羊肾粥

材料： 羊肾、大米各 100 克。

调料： 葱白段 30 克，盐、姜片各 3 克。

做法：

1 将羊肾除去筋膜，洗净，切小块；大米洗净，浸泡 30 分钟。

2 将羊肾块放入锅中，加水煮开，再加入淘洗干净的大米、葱白段、姜片、盐煮粥，煮至粥软熟烂即可。

功效： 补肾壮阳。适用于肾虚引起的腰痛、遗精、阳痿等症。健康人食用更能补肾强身。

食材小档案

羊肾

性味归经： 味甘，性温；归肾经

养生功效： 补肾气，壮元阳。可用于调理肾虚阳痿、尿频、遗尿、腰痛或腰膝酸软

煮粥搭档： 羊肾 + 白果，羊肾 + 枸杞子

慎食人群： 外感实邪或素体有热者

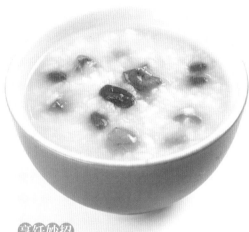

烹饪妙招

首先用刀或剪刀去除羊肾表面的薄膜、油和其他杂质；然后用刀切开羊肾，取出里面的白色物质，再用水清洗数遍，干净即可。

补肝肾，聪耳明目

枸杞子羊肾粥

材料： 枸杞子30克，大米100克，羊肾1个。

做法：

1 将枸杞子洗净；羊肾去筋膜切小块；大米洗净，浸泡30分钟。

2 锅内加水烧开，将淘洗干净的大米放入锅中，煮开。煮开后，将枸杞子、羊肾块放入锅中，转小火煮熟后即可食用。

健脑补肾，增强记忆力

白果羊肾粥

材料： 白果5克，羊肾1个，羊肉50克，大米100克。

调料： 葱白段适量。

做法：

1 将羊肾洗净，去筋膜，切成小块；羊肉洗净切块；白果洗净；大米洗净，浸泡30分钟。

2 锅置火上，倒入适量清水烧开，把所有食材一同放入锅内熬煮，待肉熟米烂时即可。

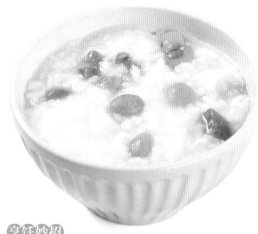

烹饪妙招

白果为银杏的干燥成熟种子，具有很高的食用价值、药用价值和保健价值，因白果的果皮含有微毒，因此在烹饪前除了去壳，还要去皮稍蒸或略煮后食用。

羊脊骨粥

材料：羊脊骨 500 克，小米 100 克。

调料：盐 3 克。

做法：

1 将羊脊骨砸碎，洗净，焯水去血污；小米淘洗干净，浸泡 30 分钟。

2 锅内放清水，将羊脊骨放入锅中煮沸，捞出羊脊骨，取汁；再将浸泡好的小米放入羊脊骨汁内煮粥。粥熟后加适量盐即可服用。

功效：填精补髓，治腰痛。适用于阴虚导致的腰膝酸软无力、筋骨挛痛等症。

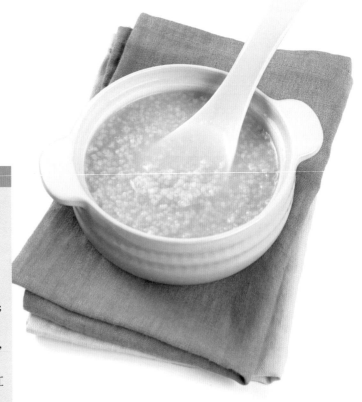

食材小档案

羊脊骨

性味归经：味甘，性温；归脾、肾经

养生功效：强筋壮骨，温脾暖肾

煮粥搭档：羊脊骨 + 红枣，羊脊骨 + 高良姜

慎食人群：外感实邪或素体有热者

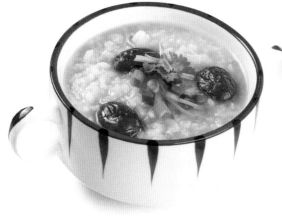

烹饪妙招

煮粥时放点香菜、葱末等调料，可去除羊脊骨的膻味。

强身补虚，滋阴补肾
羊脊骨红枣粥

材料： 羊脊骨 200 克，大米 100 克，红枣 10 枚。

调料： 葱末、香菜段各 5 克，盐 3 克。

做法：

1 羊脊骨洗净，剁小块；红枣洗净，去核；大米洗净，用水浸泡 30 分钟。

2 锅内加适量清水，加入羊脊骨，大火煮开后转小火煮 1 小时后，取出羊脊骨，加入大米、红枣，大火煮开后转小火继续煮 40 分钟，加盐、葱末、香菜段搅匀即可。

暖胃止痛
高良姜羊脊骨粥

材料： 高良姜 10 克，羊脊骨 200 克，大米 100 克。

调料： 葱花 5 克，盐 3 克。

做法：

1 将大米淘洗干净、浸泡 30 分钟；羊脊骨洗净、砍断、砸碎；高良姜洗净切片。

2 将砸碎的羊脊骨和高良姜放入煲内，加水煎取汤汁，弃骨及渣。

3 将大米放入汤汁中，小火熬成粥，加入葱花、盐调味，即可食用。

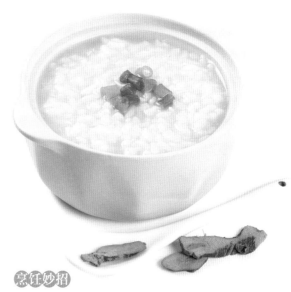

烹饪妙招

不要将砸碎的羊脊骨跟大米同煮，以免不小心食入碎骨。

海参粥

材料： 大米、海参各 100 克。

调料： 高汤 200 克，姜片、葱末、盐各 3 克。

做法：

1 将大米洗净，用水浸泡 30 分钟；海参用纯净水泡发，去内肠，洗净，切块。

2 锅内加适量清水，加入海参块、姜片、葱末，大火煮开后转小火，煮 5 分钟，将海参块捞出控干。

3 锅内加适量清水、高汤烧开，放大米大火煮开后转小火煮 30 分钟，将海参块加入粥中，继续熬煮 5 分钟至黏稠，加入盐调味，煮开即可。

功效： 补肾益精、养血润燥。适于精血不足、须发早白、记忆力下降者。

《老老恒言》摘要

《行厨记要》：治痿，温下元。

按：滋肾补阴。

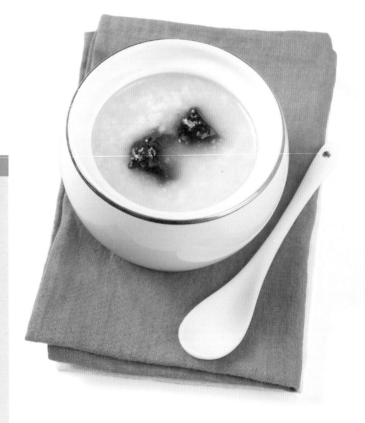

食材小档案

海参

性味归经： 味甘、咸，性平；归肝、肾经

养生功效： 益精血，补肾气，润肠燥，止血。可用于调理精血虚亏、肾虚阳痿、尿频、肠燥便秘等

煮粥搭档： 海参＋香菇，海参＋虾仁

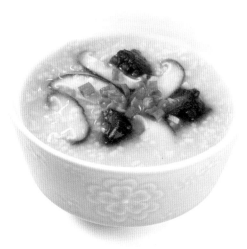

烹饪妙招
海参尽量用纯净水浸泡，中间注意多换几次水。

补肾壮阳

香菇海参小米粥

材料： 鲜香菇、海参各50克，小米80克。

调料： 姜片、葱末各3克，盐1克。

做法：

1 小米洗净；海参用纯净水泡发，去内肠，洗净，切块；香菇洗净，切片。

2 锅内加适量清水烧开，加入海参块、葱末、姜片，大火煮开，转小火。加入小米煮20分钟后，加入香菇片，煮10分钟后加盐调味即可。

润肠通便

海参芹菜粥

材料： 海参60克，芹菜30克，大米100克。

调料： 盐、姜丝各3克。

做法：

1 将大米洗净，用水浸泡30分钟；芹菜洗净后切小丁；海参冲洗，切小块。

2 锅内加适量清水烧开，加入大米，大火煮开后转小火煮30分钟，放入姜丝、海参块和芹菜丁煮熟，加盐调味即可。

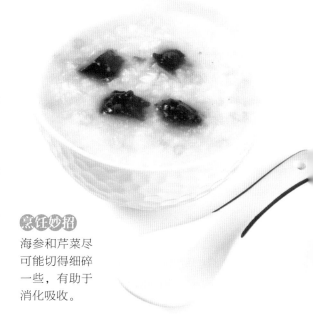

烹饪妙招
海参和芹菜尽可能切得细碎一些，有助于消化吸收。

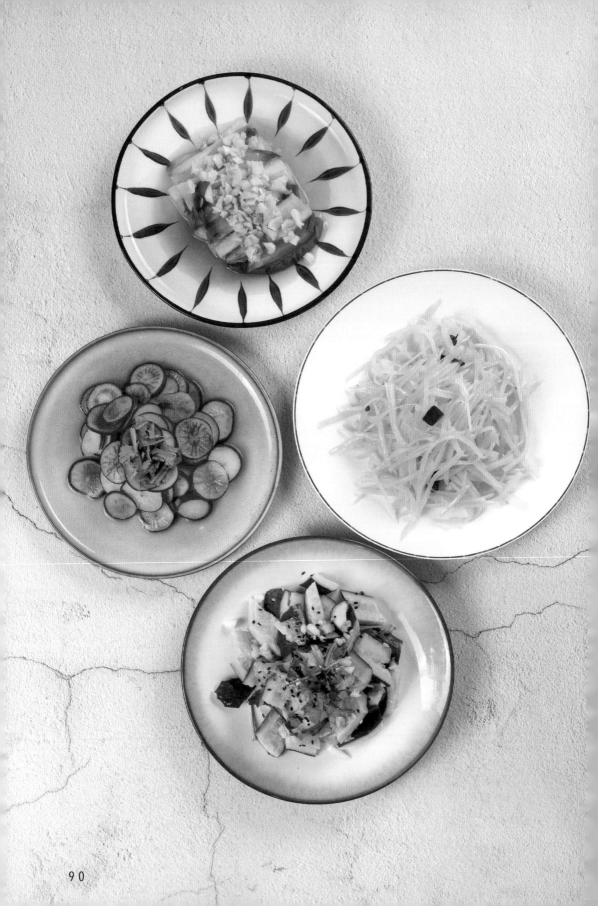

营养佐粥小菜巧搭配

清脆爽口下饭菜
拍黄瓜

材料： 黄瓜 300 克，黑芝麻 5 克。

调料： 醋、蒜末、香菜碎各 5 克，香油少许。

做法：

1 黄瓜洗净，用刀拍至微碎，切成块状；黑芝麻洗净，放锅中干锅焙香。

2 黄瓜块置于盘中，加黑芝麻、蒜末、香菜碎、醋和香油拌匀即可。

滋味足，好下饭
蒜泥茄子

材料： 茄子 300 克，大蒜 35 克。

调料： 盐 2 克，醋 5 克，香油适量。

做法：

1 茄子洗净，对半切开；大蒜去皮，切末。

2 将茄子蒸 20 分钟，取出，放凉。

3 将蒜末加盐、醋调匀，放在茄子上，滴上香油即可。

酸甜可口更养人
糖醋萝卜片

材料： 樱桃萝卜 100 克。

调料： 醋 10 克，白糖 3 克，盐 2 克，香菜段适量。

做法：

1 樱桃萝卜洗净，切片，放进一个大碗里。

2 将白糖、醋和少许盐放入一个小碗，搅拌均匀。将调味汁倒在切好的萝卜片上拌匀后装盘，放上香菜段即可。

减肥降脂又美味
醋熘土豆丝

材料： 土豆 400 克。

调料： 盐 2 克，醋、葱丝各 10 克，花椒、干辣椒段各少许。

做法：

1 土豆洗净去皮，切细丝，放入凉水中浸泡 5 分钟，沥干水分。

2 锅内放油烧热，放入花椒炸至表面开始变黑，然后放入干辣椒段，将沥干水的土豆丝倒进去，翻炒几下，放入醋，将熟时加入葱丝、盐，炒匀即可。

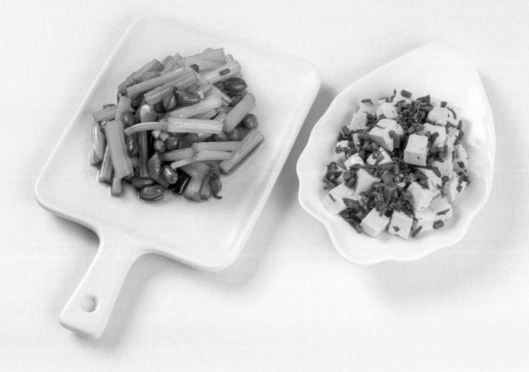

清爽可口控血压
花生拌芹菜

材料： 芹菜 200 克，花生米 50 克。
调料： 盐、醋、葱末、姜末、干辣椒段
　　　　各 5 克，大料 3 克。
做法：
1 花生米洗净，加盐、大料煮 20 分钟
　后捞出；芹菜洗净切段，焯熟捞出。
2 将芹菜段、熟花生米放入盘中，加入
　盐、醋、葱末、姜末拌匀。
3 锅置火上，倒油烧热，加干辣椒段炸
　香，挑出辣椒段，把辣椒油浇在菜上
　拌匀即可。

养肝脾，除湿气
香椿拌豆腐

材料： 豆腐 400 克，香椿 100 克。
调料： 盐、香油各适量。
做法：
1 豆腐和香椿分别洗净、焯熟，豆腐切
　块，香椿切末，放入盘中。
2 加入盐、香油调味，拌匀即可。

叁

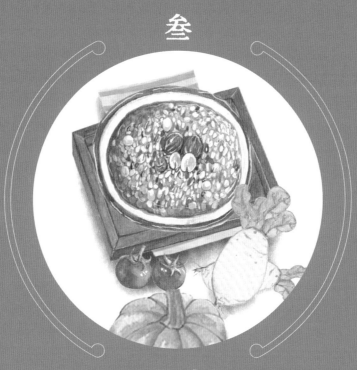

小病小痛调理粥
无病一身轻

风寒感冒

中医将常见的感冒分为风热与风寒两种证型。风寒感冒是风寒之邪外袭、肺气失宣所致，其起因通常为劳累，再加上吹风或受凉。风寒感冒通常秋冬季节多发。常见症状有：流清涕、痰清稀色白、怕冷、发热、头痛。用粥食调理风寒感冒，重在解表散寒。

《老老恒言》摘要

《小品方》：治发热头痛，连须和米煮，加醋少许，取汗愈。

葱白粥

材料： 大米 100 克，葱白段 30 克。
调料： 盐 3 克。
做法：
1 大米洗净，用水浸泡 30 分钟。
2 锅内倒入适量水烧开，加入大米，大火煮开后转小火煮 30 分钟，待大米将熟时，放入葱白段，米烂粥熟时放入盐调味即可。
功效： 解表散寒，和胃补中。适用于风寒感冒。

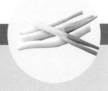

食材小档案

葱白

性味归经： 味辛，性温；归肺、胃经
养生功效： 发汗解表，通阳散寒，解毒。可用于调理外感风寒，头痛无汗
煮粥搭档： 葱白 + 生姜，葱白 + 乌鸡肉
慎食人群： 体虚自汗者

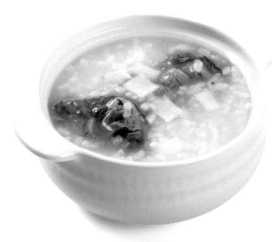

烹饪妙招

用鸡胸肉代替鸡腿肉也可以，选择肉多的部位即可。

止咳，祛风寒

乌鸡糯米葱白粥

材料： 乌鸡腿1只，葱白段30克，糯米100克。

调料： 盐3克。

做法：

1 乌鸡腿洗净，切块焯水后捞出，沥干；糯米洗净，浸泡1小时。

2 将焯后的乌鸡腿块加适量清水用大火煮开后，改小火煮15分钟，然后放入糯米，煮开后改小火煮30分钟，糯米煮熟后加入盐调味，最后放葱白段焖片刻即可。

散寒发汗，调理风寒感冒

生姜红糖葱白粥

材料： 生姜、葱白段各10克，大米100克。

调料： 红糖5克。

做法：

1 将生姜切末；大米淘洗干净，浸泡30分钟。

2 锅内加水烧开，放入大米煮粥，五成熟时，加入姜末、葱白段、红糖，再煮至粥熟即可服食。

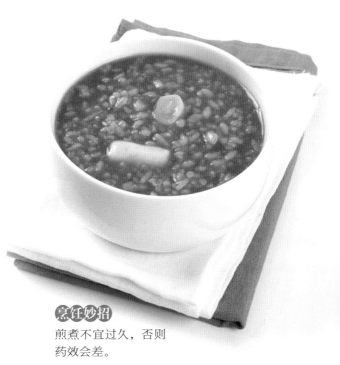

烹饪妙招

煎煮不宜过久，否则药效会差。

姜粥

材料： 大米 100 克，枸杞子 10 克，姜末 25 克。

做法：

1 大米洗净，用水浸泡 30 分钟；枸杞子洗净。

2 锅内加适量清水烧开，加入大米、姜末煮开后转小火煮 30 分钟，加入枸杞子，小火熬煮 10 分钟即可。

功效： 这道粥可散寒发汗，对调理风寒感冒有很好的效果。

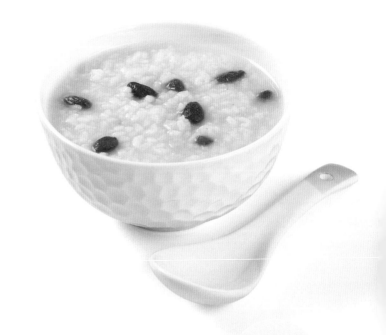

食材小档案

生姜

性味归经： 味辛，性温；归脾、胃、肺经

养生功效： 散寒解表，降逆止呕，化痰止咳。可用于调理风寒感冒引起的恶寒发热、头痛鼻塞、寒痰咳嗽等

煮粥搭档： 生姜＋红枣，生姜＋鲫鱼

慎食人群： 阴虚内热及实热证者

《老老恒言》摘要

《本草纲目》：温中，辟恶气。又《手集方》：捣汁煮粥，治反胃。按：兼散风寒，通神明……

驱寒姜枣粥

材料： 鲜玉米粒50克，鲜豌豆30克，红枣6枚，大米100克，姜片15克。

做法：

1 大米洗净，用水浸泡30分钟；鲜豌豆、鲜玉米粒洗净；红枣洗净，去核。

2 锅内加适量清水烧开，加入大米，大火煮开后转小火煮10分钟，加入姜片、红枣、鲜豌豆与鲜玉米粒，继续煮20分钟即可。

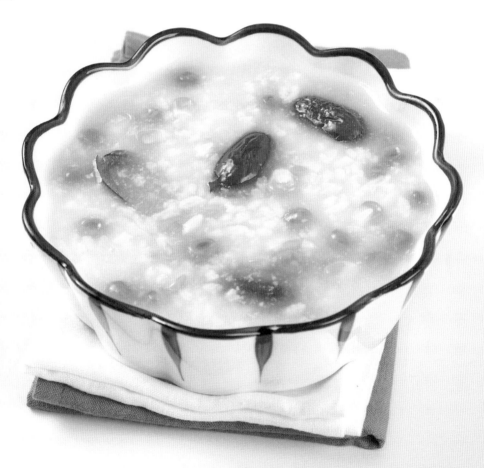

风热感冒

风热感冒和风寒感冒不同，它多发生在春季，春季冷暖失调，风热相兼，邪气很容易趁机侵入人体，造成风热感冒。风热感冒的典型症状有：发热，微微有汗，并伴有头痛、鼻塞、流黄鼻涕，喷嚏，咳嗽声重、咽喉肿痛、口干唇红等。对风热感冒，可以喝薄荷粥来调理。

兼止痰嗽，治头痛脑风，发汗，消食，下气，去舌苔。

《老老恒言》摘要

薄荷粥

材料：薄荷 10 克，大米 100 克。
调料：冰糖 5 克。
做法：
1 将薄荷用清水洗净，充分浸泡。
2 大米洗净，浸泡 30 分钟，锅内加适量水烧开，将大米放入，大火煮沸后改用小火慢煮，待米烂粥稠时，倒入薄荷及冰糖，煮至冰糖化开，搅匀即可。
功效：清凉祛热，调理风热感冒。

食材小档案

薄荷

性味归经：味辛，性凉；归肺、肝经
养生功效：疏风散热、清利咽喉、清利头目。可用于调理风热感冒、头痛、目赤、口疮、胸胁胀闷等
选购标准：选购薄荷干品，以身干、无根、叶多、色绿、气味浓者为佳
慎食人群：阴虚血燥、体虚多汗者

薄荷玉米冰糖粥

特色功效

薄荷、冰糖可清热泻火；玉米糁补养脾胃，可以改善风热袭肺引起的感冒。

烹饪妙招

玉米糁也叫苞米糁，就是将玉米粒打碎成小颗粒，无论是煮饭还是煮粥，比起整颗玉米粒更容易熟。此外，由于加工时去掉了表面的皮，口感也更好。

材料： 玉米糁100克，大米50克，干薄荷10克。
调料： 冰糖适量。
做法：

1 薄荷洗净，下锅煮15分钟，再将薄荷捞出，留汤汁。

2 大米洗净，浸泡30分钟；将玉米糁用水泡2小时，和大米一同下入薄荷水中，用大火烧沸后改中小火煮30分钟。熟后放入冰糖，待冰糖化开后即可。

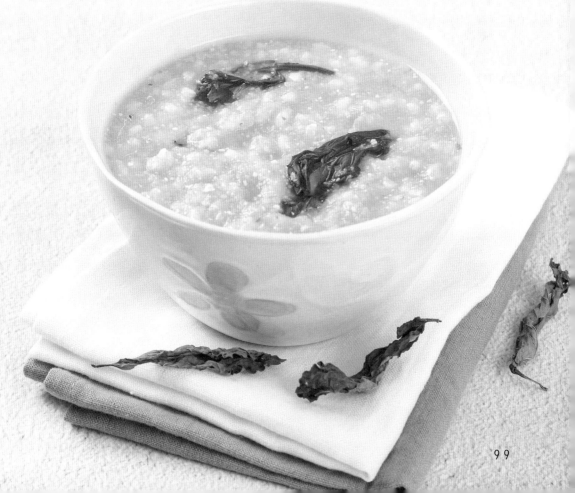

暑湿感冒

夏季多发的感冒，通常是暑湿感冒，也叫胃肠型感冒，典型症状为高热无汗、胸闷、食欲缺乏、呕吐、腹泻、舌苔厚或黄腻。患暑湿感冒后，喝一碗清暑化湿的粥，效果较好。

《老老恒言》摘要

《医余录》：散暑气，辟恶气。按：兼治脾胃，吐逆霍乱，心腹痛。

藿香粥

材料： 藿香 10 克，大米 100 克。

调料： 冰糖 3 克。

做法：

1 将藿香择净，加适量清水，浸泡 5~10 分钟后水煎取汁；大米洗净，浸泡 30 分钟。

2 用大米煮粥，待粥熟时下藿香汁、冰糖，再煮一两沸即可。

功效： 芳香化湿，解暑发表，止呕吐。

食材小档案

藿香

性味归经： 味辛，性微温；归脾、胃、肺经

养生功效： 祛暑解表，化湿和胃。可用于调理暑湿感冒、寒热头痛、胸脘痞闷、呕吐泄泻等

选购标准： 以茎粗、结实、断面发绿、叶厚柔软、香气浓厚者为佳

慎食人群： 阴虚火旺、便秘者

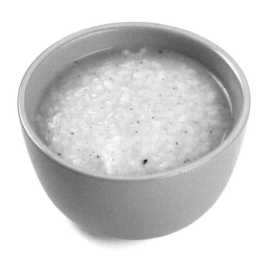

化湿和胃，止呕吐

砂仁藿香粥

材料：藿香10克，砂仁5克，大米100克。
调料：冰糖3克。
做法：
1　砂仁研成细末备用；藿香择净，放砂锅内加水浸泡10分钟，水煎取其汁；大米洗净，浸泡30分钟。
2　用藿香汁将大米熬成粥，粥熟时放入砂仁末和冰糖，再煮一两沸即可。

烹饪妙招
冰糖也可以用白糖来代替。

散寒燥湿，调理感冒

防风藿香粥

材料：藿香10克，防风5克，葱白段30克，大米100克。
做法：
1　大米洗净，浸泡30分钟；将防风、藿香、葱白段加适量水煎煮10分钟，去渣取汁备用。
2　另将大米加水煮至快熟时加入药汁，再煮一两沸即可。

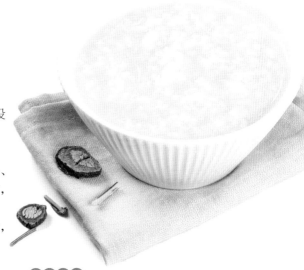

烹饪妙招
选购防风，以条粗壮、皮细而紧、无毛头、断面有棕色环、中心色淡黄者为佳。

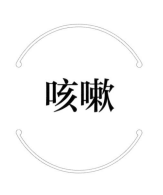

咳嗽

咳嗽多因外感和内伤引起。外感咳嗽多由外邪袭肺所致，内伤咳嗽或因饮食不节、蕴而化热，或因情志、内伤，日久气郁化火所致。调理痰热郁肺所致的肺热咳嗽，以清热止咳化痰为主；调理食积咳嗽，重在消食化痰。

《老老恒言》摘要

《枕中记》：疗热嗽。以蜜水涂炙，煮粥去叶食。按：兼降气止渴，消暑毒。

枇杷叶粥

材料：枇杷叶干品 5 克（或鲜品 10 克），大米 100 克。
调料：冰糖适量。
做法：
1 大米洗净，浸泡 30 分钟；将枇杷叶用布包好加水煎煮，取浓汁。
2 药汁中加入大米煮成稀粥，待粥成时加入冰糖，稍煮待冰糖化开即可。
功效：清热润肺，降气止咳嗽。燥热伤肺之咳嗽尤为适用。

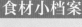 食材小档案

枇杷叶

性味归经：味苦，性微寒；归肺、胃经
养生功效：清肺止咳，降逆止呕。可用于调理烦热口渴、胃热呕逆、肺热咳嗽
选购标准：以叶大、色灰绿、不破损者为佳
慎食人群：胃寒呕吐、风寒咳嗽者

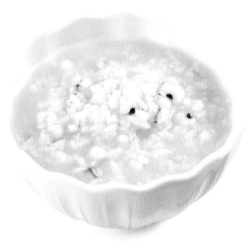

烹饪妙招

菊花略苦，可以根据个人口味适当增加冰糖的分量。

润肺止咳，健脾益胃
枇杷叶薏米菊花粥

材料： 枇杷叶5克，菊花10克，薏米、大米各50克。

调料： 冰糖适量。

做法：

1 大米、薏米洗净，浸泡30分钟；将枇杷叶、菊花洗净，加水3碗，煮至2碗分量，去渣取汁。

2 锅置火上，放入适量清水和药汁，放入薏米、大米煮开，转小火煮至粥黏稠，然后加入冰糖煮至化开即可。

健脾肺，清热化痰
枇杷叶清香鲈鱼粥

材料： 枇杷叶10克，鲈鱼1条，大米100克。

调料： 葱末、姜末、盐各适量。

做法：

1 将鲈鱼治净，鱼肉切成片，放入碗内，加少许盐、姜末，拌匀稍腌；将枇杷叶洗净，加水3碗，煮至2碗分量，去渣取汁。

2 大米洗净，浸泡30分钟，入开水锅中加入药汁，大火煮沸。加入鲈鱼片，改用小火熬煮成粥，粥成时下入葱末、盐，搅拌均匀，稍焖片刻即可。

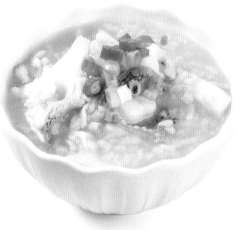

烹饪妙招

煮粥时不停搅拌才能让米煮得更烂，使鱼的鲜味很好地融合。

莱菔（白萝卜）粥

材料： 白萝卜、大米各100克，山药50克。

调料： 香菜末8克，盐2克，香油5克。

做法：

1 白萝卜洗净，切块；山药去皮，洗净，切小丁；大米洗净，用水浸泡30分钟。

2 锅内加适量清水烧开，加入大米，大火煮开后转小火煮20分钟，加白萝卜块和山药丁，继续煮15分钟，加盐调味，撒上香菜末，淋上香油即可。

功效： 山药可健脾肺，白萝卜理气化痰。两者搭配煮粥食用，可理气消食化痰。

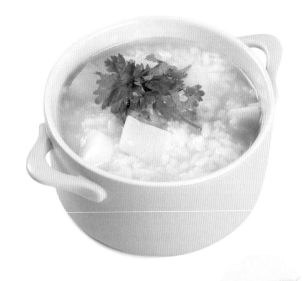

食材小档案

莱菔

性味归经： 味辛、甘，性凉；归肺、胃经

养生功效： 清热利咽，消食化痰，凉血生津，理气宽中。可用于调理肺热痰稠、咳嗽咳血、积食不消化

煮粥搭档： 莱菔＋山药，莱菔＋牛肉

慎食人群： 脾胃虚寒者不宜生食；服人参时，不可同时服用莱菔

《老老恒言》摘要

《图经本草》：治消渴，生捣汁煮粥。又《纲目》方：宽中下气。按：兼消食、去痰、止咳……

104

白萝卜牛肉粥

材料：牛肉、大米、小米、白萝卜各50克。

调料：盐、料酒各3克，葱末、姜末各5克。

做法：

1 大米、小米洗净，浸泡30分钟；牛肉洗净，切小块，放入姜末、葱末、料酒，冷水焯片刻取出；白萝卜去皮，洗净，切块。

2 锅内加入适量水烧开，放牛肉块、小米和大米，大火煮开后转小火煮20分钟之后，加入白萝卜块，继续煮20分钟，加入葱末、盐调味即可。

特色功效

白萝卜理气化痰；牛肉健脾胃；大米、糯米培补肺气。所有材料一起煮粥，健脾肺、顺气化痰的功效更好。

烹饪妙招

选表面干爽、有弹性的牛肉煮粥，口感佳。

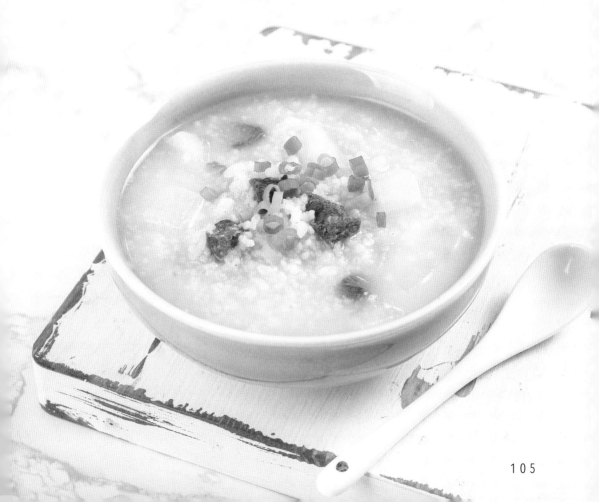

咽干、咽痛

咽干、咽痛是常见的上火症状，多因风热侵袭导致，以清热泻火为主要调理方法。喝一碗清火利咽的粥，有助于解决咽干、咽痛等问题。

《老老恒言》摘要

《保生集要》：化痰消食，浓煎入粥。

茗粥

材料： 大米 100 克，绿茶 10 克。

调料： 冰糖适量。

做法：

1 大米洗净，用水浸泡 30 分钟；绿茶用纱布包好。

2 锅内加适量清水，煮开后放入茶叶包。当煮到茶香四溢、茶色明显时，取出茶叶包，倒入大米，大火煮开后转小火，放入冰糖继续熬煮 40 分钟，至米烂粥稠即可。

功效： 疏风散热，辛凉利咽。适用于风热感冒、咽喉疼痛等症。

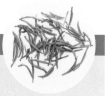

食材小档案

绿茶

性味归经： 味苦、甘，性凉；归心、肺、胃经。

养生功效： 生津止渴、清心除烦、清利头目、清热利咽。

可用于调理咽喉肿痛

选购标准： 以色泽绿润、味道清香的绿茶为佳

慎食人群： 胃炎、胃和十二指肠溃疡者

特色功效

荷叶和绿茶一起搭配煮粥，有清热降火、利咽明目的效果。

烹饪妙招

加入荷叶后，熬煮至粥汁带绿色即可。

绿茶荷叶消暑粥

材料： 新鲜荷叶（或干荷叶）1 张，绿茶、枸杞子各 10 克，大米 100 克。

调料： 冰糖适量。

做法：

1 大米洗净后用清水浸泡 30 分钟；荷叶撕成小片，洗净备用；绿茶用纱布包好；枸杞子用温水浸泡 10 分钟。

2 锅内清水烧开，放入茶叶包，当煮到茶色明显时，取出茶叶包，加入大米煮沸，转小火熬煮 30 分钟。加入荷叶片，搅拌均匀，继续熬煮 10 分钟，捞出荷叶弃用；加入枸杞子、冰糖，继续熬煮 5 分钟至冰糖化开即可。

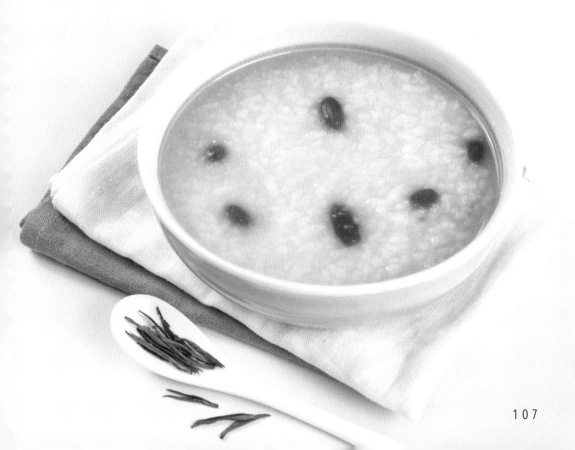

胃不舒

胃不舒是指与脾胃消化功能有关的一系列症状。中医认为，胃不舒可归为"胃脘痛""胃寒凉""胃痞满""伤食"等范畴。胃不好直接影响人的消化吸收，会让人气血不足、身体虚弱。粥是补养胃气的佳品，一碗粥能给脾胃带来最好的慰帖。

《寿世青编》：治寒冷心痛腹胀。

《老老恒言》摘要

吴茱萸粥

材料：吴茱萸 5 克，大米 100 克。

调料：姜片 3 克，葱白段 5 克。

做法：

1 将吴茱萸研为细末；大米洗净，浸泡 30 分钟。

2 锅内添适量清水烧开，放入大米煮沸，然后转小火煮至米软烂，下吴茱萸末及姜片、葱白段，同煮 30 分钟。

功效：补脾暖胃，温中散寒，止痛止呕。

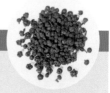

食材小档案

吴茱萸

性味归经：味辛、苦，性热；归肝、脾、胃、肾经

养生功效：散寒止痛，降逆止呕，助阳止泻。可用于调理寒凝气滞、肝郁胸闷、五更泄泻

选购标准：以酸味浓、干燥无核、洁净者为佳

慎食人群：阴虚有热者

吴茱萸羊肉粥

吴茱萸有散寒止痛的功效；羊肉可温补脾肾。两者一起煮粥，可以暖脾胃，补肾阳。

羊瘦肉的挑选，以羊腿肉为佳。

材料： 吴茱萸5克，羊瘦肉60克，大米100克。

调料： 葱白段5克，姜片3克，盐2克。

做法：

1 大米、吴茱萸洗净，浸泡30分钟；羊瘦肉洗净，切小丁。

2 用砂锅煎吴茱萸，去渣取汁，放入羊瘦肉丁、大米一起煮沸后，加入盐、葱白段、姜片，煮为稀粥。

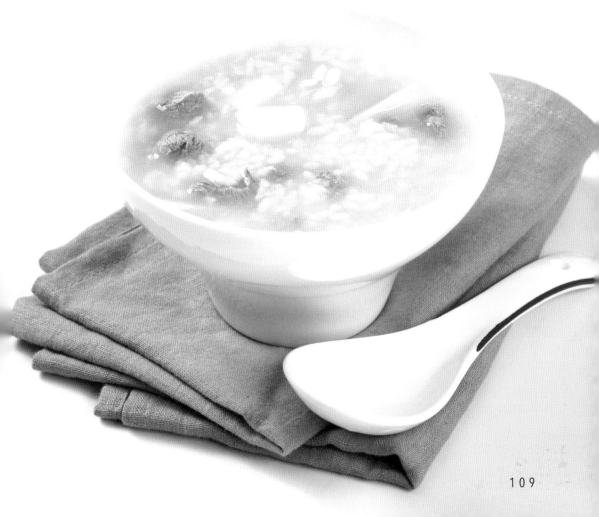

莱菔子（萝卜子）粥

材料： 莱菔子（萝卜子）10克，大米100克。

做法：

1. 先把萝卜子炒至香熟，研成细末；大米淘洗干净，浸泡30分钟。
2. 锅内加适量水烧开，将大米倒入煮粥，待粥将成时放入炒熟的萝卜子末，稍煮即可服用。

功效： 行气，消积，和胃。可用于调理积滞腹胀、咳嗽痰多等症。

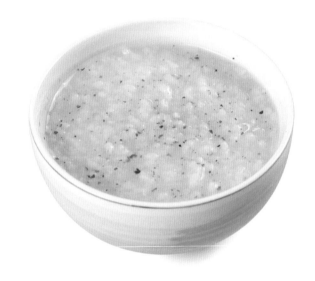

食材小档案

莱菔子

性味归经： 味辛、甘，性平；归脾、胃、肺经

养生功效： 消食除胀，降气化痰。可用于调理脘腹胀痛、大便秘结、积滞泻痢

选购标准： 以粒大、饱满、色红棕者为佳

慎食人群： 气虚无食积、痰滞者

《老老恒言》摘要

《寿世青编》：治气喘。按：兼化食除胀，利大小便，止气痛。

莱菔子山楂粥

材料: 山楂 20 克,炒莱菔子、茯苓各 10 克,大米 100 克。

做法:

1 大米洗净,浸泡 30 分钟;山楂(去核)、炒莱菔子、茯苓洗净,加适量清水,小火煎煮 30 分钟,去渣取汁。

2 锅内加适量清水,倒入药汁烧开,加入大米大火煮沸,再转小火慢慢熬煮 30 分钟,直至粥熟软烂。

特色功效

莱菔子有消食除胀的作用,山楂可以帮助消化,茯苓可以健脾益气,三者结合可以养护脾胃,促进消化。

烹饪妙招

山楂去核的诀窍是:找一根筷子,从山楂的顶头直接插到尾部,即可将山楂核去除。

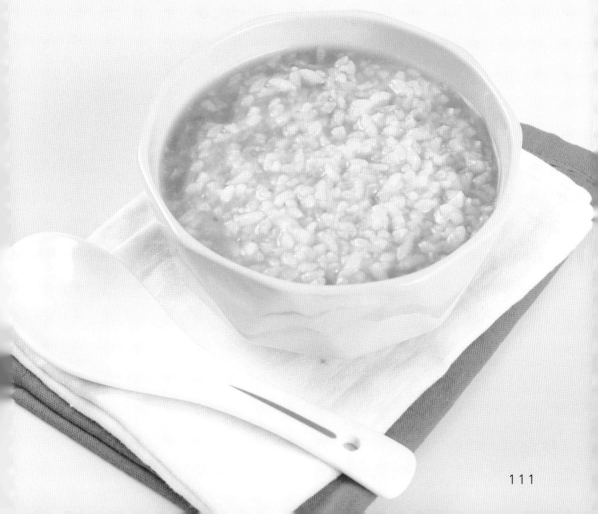

苏叶粥

材料：紫苏叶 15 克，大米 100 克。

调料：姜片 10 克，盐 3 克。

做法：

1 大米洗净，浸泡 30 分钟；紫苏叶用清水洗净。

2 锅中加适量水，大火烧开后，放入大米煮 15 分钟。加姜片和紫苏叶，滚后改小火再煮 20 分钟。关火，加适量盐调味，出锅。

功效：紫苏叶具有解表散寒、行气和胃的功效；生姜可解表散寒、温中止呕、化痰止咳。两者搭配大米一起煮粥，可温暖脾胃，止呕吐。

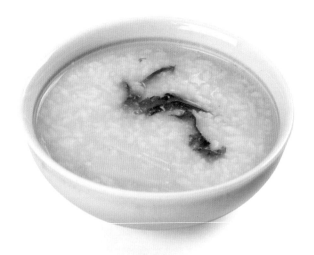

食材小档案

紫苏叶

性味归经：味辛，性温；归肺、脾经

养生功效：解表散寒、行气和胃、解毒。可用于调理风寒感冒、咳嗽呕恶、气滞、胸脘胀满等

选购标准：以叶片大、色紫、不带枝梗、香气浓郁者为佳

慎食人群：气虚易出汗者

紫苏叶有散寒暖胃的功效，陈皮可理气止呕。两者搭配煮粥，可暖胃止呕。

陈皮也可以用新鲜的橘皮来代替，橘皮洗净切成细丝再煮粥就可以。

苏叶陈皮粥

材料： 紫苏叶、陈皮各 10 克，大米 100 克。

做法：

1 将大米洗净，浸泡 30 分钟；陈皮、紫苏叶洗净。

2 将紫苏叶放入锅中，加入适量清水，开火煎煮 15 分钟左右，滤渣留汤。将大米和陈皮放入，煮至粥稠即可。

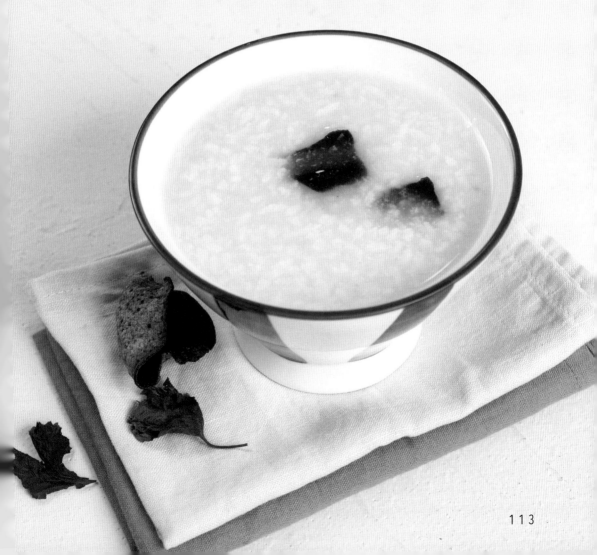

腹泻

腹泻一年四季均可发生，但是以夏季和秋季较为多见。腹泻多分为寒湿泻、湿热泻、脾虚泻、脾肾阳虚泻等。针对不同的腹泻类型，饮食调理方式也有不同。寒湿泻重在解表散寒化湿，湿热泻需要健脾除湿热，脾虚泻重在补脾，脾肾阳虚泻重在温补脾肾。

山药炒热，加砂糖、胡椒煮。

《经验方》：治久泄。糯米水浸一宿，

《老老恒言》摘要

山药粥

材料：山药60克，大米100克，白术10克。

做法：

1 大米洗净后用水浸泡30分钟；山药洗净，去皮，切丁；白术洗净炒熟。

2 锅内加适量清水烧开，加入大米，大火煮开后转小火煮40分钟，加入山药丁，煮软烂后加入熟白术即可。

功效：补脾肾，止腹泻。

食材小档案

山药

性味归经：味甘，性平；归脾、肺、肾经

养生功效：健脾补肺，固肾益精。可用于调理脾虚泄泻、虚劳咳嗽、尿频、遗精、带下

煮粥搭档：山药 + 牛肉，山药 + 蓝莓

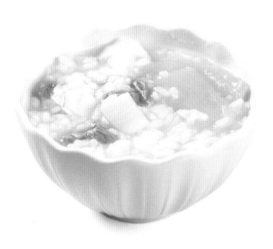

补脾肾，止腹泻
山药羊肉粥

材料： 羊瘦肉、山药各50克，大米
100克。

调料： 姜片、盐各3克。

做法：

1 羊瘦肉洗净，切成小块；山药洗净去皮，切丁；大米洗净，浸泡30分钟。

2 锅内加适量清水烧开，加入大米、姜片、羊肉块和山药丁，大火煮开后转小火煮40分钟，挑出姜片，加盐即可。

调补肺肾，缓解虚劳咳嗽
蓝莓山药粥

材料： 大米、糯米各50克，山药60克，蓝莓20克。

调料： 冰糖适量。

做法：

1 大米洗净，浸泡30分钟；糯米洗净，浸泡1小时；山药洗净，去皮，切块；蓝莓洗净。

2 锅内放适量清水烧开，放入大米和糯米大火煮沸，小火熬煮成粥，加山药块、蓝莓熬煮5分钟，放冰糖煮化即可。

烹饪妙招

糯米以圆粒米为好。可加入冰糖、糖桂花等，略凉之后亦可加入蜂蜜调味。

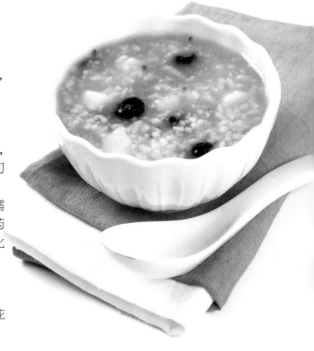

芡实粥

材料: 芡实 10 克,糯米 100 克。

调料: 蜂蜜适量。

做法:

1 糯米洗净,加水浸泡 20 分钟,移到火上煮开,改小火煮 40 分钟。

2 芡实洗净、泡软,再加入粥内同煮至熟软。加入蜂蜜调味,搅匀后盛出即可食用。

功效: 健脾开胃,益精强肾,聪耳明目,可用于调理湿痹、腰脊膝痛等。

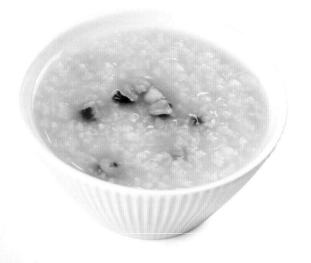

食材小档案

芡实

性味归经: 味甘、涩,性平;归脾、肾经

养生功效: 益精固肾,健脾止泻,除湿止带。可用于调理肾虚引起的腰背膝痛、梦遗滑精、尿频及脾虚久泻等

选购标准: 以颗粒完整、饱满均匀、断面白色、粉性足者为佳

慎食人群: 大小便不利者、食滞不化者

《老老恒言》摘要

《汤液本草》:益精强志,聪耳明目。按:兼治湿痹,腰脊膝痛,小便不禁,遗精白浊。

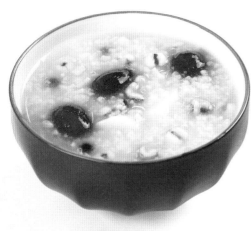

烹饪妙招

薏米很难煮烂，喜欢软绵口感的，可以提前一晚浸泡。

健脾养胃，止腹泻
山药薏米芡实粥

材料： 糯米 80 克，山药、薏米各 20 克，芡实 10 克，红枣 3 枚。

调料： 冰糖 5 克。

做法：

1 芡实、薏米和糯米洗净后用水浸泡 4 小时；山药去皮，洗净，切块；红枣洗净。

2 锅内加适量清水烧开，加入除冰糖外的食材，大火煮开后转小火，煮 90 分钟后，加入冰糖煮 5 分钟即可。

暖脾胃，防腹泻
八宝黑米芡实粥

材料： 黑米、薏米各 30 克，芡实、莲子、花生米、核桃仁、干百合各 5 克，红枣 6 枚。

调料： 冰糖 5 克。

做法：

1 核桃仁洗净，压碎；红枣洗净，去核；花生米洗净后用水浸泡 2 小时；干百合洗净，泡软；芡实、黑米、莲子、薏米用水浸泡 4 小时。

2 锅内加适量水烧开，放入所有食材，大火煮开后转小火；煮约 2 小时，放入冰糖煮 5 分钟。

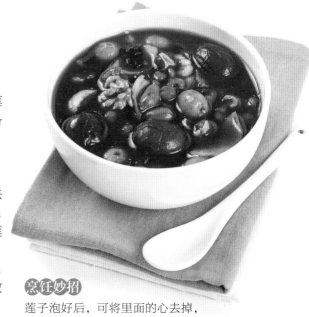

烹饪妙招

莲子泡好后，可将里面的心去掉，这样熬出来的粥口感更好。

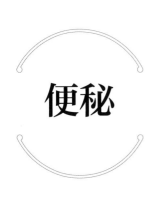

便秘

中医认为，便秘多为肠道积热、肠道津亏、气血不足所致，所以，调治便秘应以清热润肠、养阴生津、补益气血为主。平时常喝润肠通便的粥，对于缓解便秘有益处。

骨节风，散水气寒气，肥五脏……

《纲目》方：润心肺，调大肠。按：兼治

《老老恒言》摘要

松子仁粥

材料： 大米 30 克，紫米 80 克，松子仁 15 克。

做法：

1 大米和紫米淘洗干净，分别浸泡 30 分钟和 4 小时；松子仁挑净杂质，洗净。

2 锅内倒入适量清水烧开，放入大米、紫米、松子仁大火煮开，再转小火煮至粥熟即可。

功效： 润肠通便。适用于老年气血不足或热病伤津引起的大便秘结。

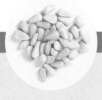

食材小档案

松子仁

性味归经： 味甘，性温；归肝、肺、大肠经

养生功效： 润肺，滑肠。可用于调理肺燥咳嗽、慢性便秘

煮粥搭档： 松子仁 + 黑芝麻，松子仁 + 山药

慎食人群： 便溏、滑精、咳嗽痰多、腹泻者

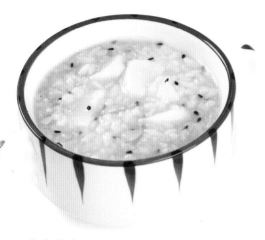

健脾益胃，润肠通便

松子仁黑芝麻山药粥

材料： 大米、山药各 100 克，黑芝麻、
松子仁各 5 克。

调料： 冰糖 3 克。

做法：

1 大米洗净，用水浸泡 30 分钟；山药
去皮，切小块；松子仁洗净，用刀
压碎。

2 锅内加适量清水烧开，加入大米、山
药块，大火煮开后转小火煮 30 分钟，
加入松子仁碎、黑芝麻和冰糖，煮
5 分钟至冰糖化开即可。

烹饪妙招

冰糖可以等粥熬到八成熟再放，味道甜而
不腻，还能保留山药的纯味。

润肺滑肠，通利大便

五仁粥

材料： 大米 50 克，黑芝麻仁、松子仁、
核桃仁、桃仁、甜杏仁各 8 克。

做法：

1 将上述五仁洗净后，混合在一起碾
碎；大米洗净，用水浸泡 30 分钟。

2 锅内加适量清水烧开，放入大米，大
火煮开后转小火煮 30 分钟，至米烂
粥稠，加入五仁碎继续煮 5 分钟即可。

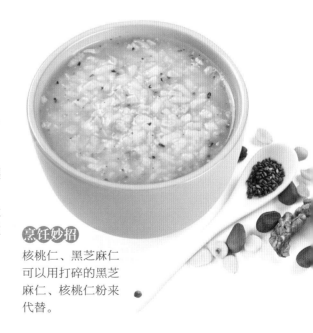

烹饪妙招

核桃仁、黑芝麻仁
可以用打碎的黑芝
麻仁、核桃仁粉来
代替。

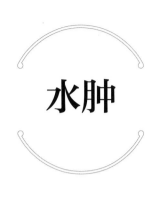

水肿

中医认为，水肿的发生与肺、脾、肾、三焦各脏腑密切相关。水肿是指因感受外邪，饮食失调，或劳倦过度等，使肺失宣降通调，脾失健运，肾失开合，膀胱气化失常，导致体内水液潴留，泛滥肌肤，以头面、眼睑、四肢、腹背，甚至全身浮肿为临床特征的一类病症。中医常用的调理水肿方法是：理气化湿、清热解毒、健脾益肾。

《老老恒言》摘要

《食医心镜》：治咳嗽气喘，用糯米。

按：兼治水肿黄疸，利小便。

鲤鱼粥

材料： 鲤鱼肉 500 克，大米 100 克。

调料： 盐 3 克，姜丝、葱花、香油、料酒各适量。

做法：

1 大米淘洗干净，放入清水中浸泡 30 分钟；鲤鱼肉洗净切块，用料酒腌渍去腥。

2 锅置火上，注入清水烧开，放入大米煮至八成熟，放入鱼肉块、姜丝煮至米粒开花，加盐、香油调匀，撒上葱花即可。

功效： 此粥具有健脾益胃、利水湿、清热解毒的效果。

食材小档案

鲤鱼

性味归经： 味甘，性平；归脾、肾经

养生功效： 利水，消肿，下气。可用于调理脾虚水肿、小便不利

煮粥搭档： 鲤鱼 + 赤小豆，鲤鱼 + 芥菜

慎食人群： 支气管哮喘、皮肤湿疹者

赤小豆鲤鱼粥

材料： 大米100克，赤小豆50克，鲤鱼1条（约500克），陈皮3克。

调料： 料酒、葱段、姜片、蒜末、盐各适量。

做法：

1 将赤小豆、大米淘洗干净，分别用冷水浸泡4小时、30分钟；陈皮用温水浸软，洗净；鲤鱼去鳃、鳞、内脏，冲洗干净，用料酒充分浸泡去腥。

2 炒锅放油烧热，下葱段、姜片、蒜末煸炒至香，加入赤小豆、鲤鱼、陈皮，煮沸后改用小火煨煮至鲤鱼熟烂后，将鲤鱼捞出。

3 再换一锅，添上清水，再加入大米，续煮至粥成；剔出鱼肉再放粥内，加盐调味即可。

特色功效

赤小豆具有利水消肿、解毒排脓等功效；鲤鱼有补脾健胃、利水消肿、清热解毒的功效，对各种水肿有益。用赤小豆、鲤鱼和大米煮粥，不但利水消肿，而且可以健脾胃。

烹饪妙招

待粥出锅时，还可以加少许香菜末，有利于更好地祛除鲤鱼的腥。

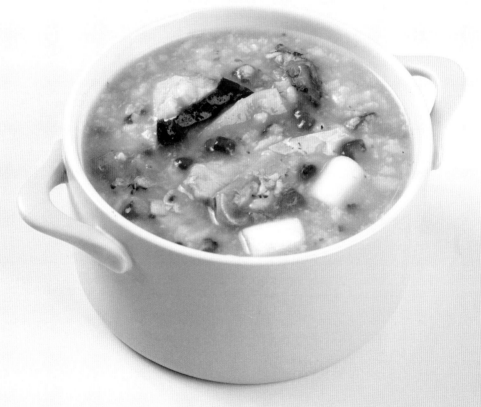

白茯苓粥

材料：白茯苓15克，大米100克。

调料：盐3克。

做法：

1 大米淘洗干净，浸泡30分钟；白茯苓焙干，研成细粉。

2 大米、茯苓粉放入锅内加适量水，用大火烧沸后再转用小火炖至米烂，再加盐调味，搅匀即可。

功效：健脾胃，利水肿，安心神。

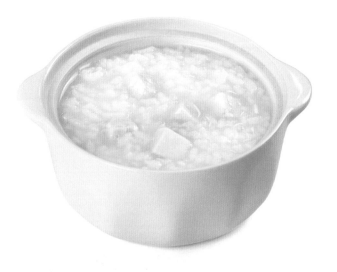

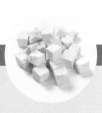

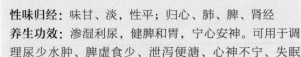

食材小档案

白茯苓

性味归经：味甘、淡，性平；归心、肺、脾、肾经

养生功效：渗湿利尿，健脾和胃，宁心安神。可用于调理尿少水肿、脾虚食少、泄泻便溏、心神不宁、失眠惊悸

选购标准：以切面白色细腻，粘牙力强者为佳

慎食人群：津液不足、口干咽燥、小便过多、尿频遗精者

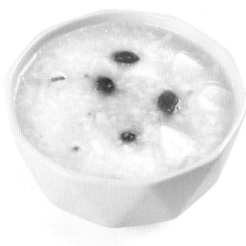

烹饪妙招

山药最好选怀山药，效果更好。

健脾除湿，利尿

山药薏米茯苓粥

材料： 山药 50 克，薏米 30 克，大米 100 克，茯苓粉 20 克，枸杞子 5 克。

做法：

1 山药去皮切小块，泡在水里防止氧化；薏米和大米淘洗干净后，浸泡 1 小时。

2 锅内加入适量清水烧开，将薏米和大米放进锅里，大火煮开后转为小火煮烂，再加入山药块和茯苓粉，继续煮 20 分钟，最后加入枸杞子，焖 10 分钟即可。

祛脾湿，利水肿

人参茯苓二米粥

材料： 人参 3 克，茯苓 15 克，怀山药、小米、大米各 30 克。

做法：

1 人参、茯苓、怀山药洗净，焙干，研成细粉；小米、大米洗净，用水浸泡 30 分钟。

2 锅内加清水烧开，加小米、大米、人参粉、茯苓粉、山药粉，熬煮至米烂粥熟即可。

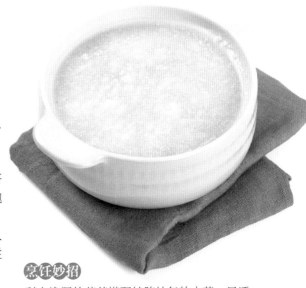

烹饪妙招

利水渗湿的茯苓搭配健脾补气的山药，最适合脾虚湿盛，食少泄泻的人食用。

车前子粥

材料：车前子 20 克，大米 100 克。

调料：冰糖适量。

做法：

1 大米淘洗干净，用冷水浸泡 30 分钟；将车前子用干净纱布包好，扎紧袋口。

2 取锅加入适量清水及车前子，煮沸 15 分钟，取出车前子袋，加入大米，用大火煮开后改小火，继续煮至粥成，调入冰糖即可。

功效：利水消肿，健脾祛湿，养肝明目。

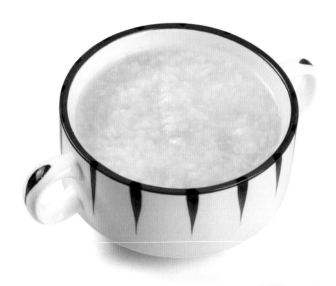

《老老恒言》摘要

《肘后方》：治老人淋病，绵裹入粥煮。按：兼除湿，利小便明目，亦疗赤痛，去暑湿，止泻痢。

食材小档案

车前子

性味归经：味甘，性微寒；归肝、肾、肺、小肠经

养生功效：清热利尿，渗湿通淋，明目，祛痰。可用于调理水肿胀满，热淋涩痛，暑湿泄泻，目赤肿痛，痰热咳嗽

选购标准：以粒大、饱满、色黑者为佳

慎食人群：孕妇及肾虚精滑者

茯苓车前子粥

车前子有清热利尿、消肿的功效；茯苓可以健脾和胃、渗湿利尿。两者搭配煮粥，消肿利尿的效果更好。

烹饪妙招

放几粒无心白莲子更佳，粥的味道会变好吃，而且莲子也是健脾的，效果也不错。

材料： 茯苓、车前子各 10 克，大米 100 克。

调料： 冰糖适量。

做法：

1 茯苓研成粉；大米洗净，浸泡 30 分钟。

2 先将车前子（纱布包好）加水 1000 克，煎 30 分钟取出药包，留取药汁。在药汁（可适量加水）中加入大米和茯苓粉一起煮粥，粥成时加冰糖调味。

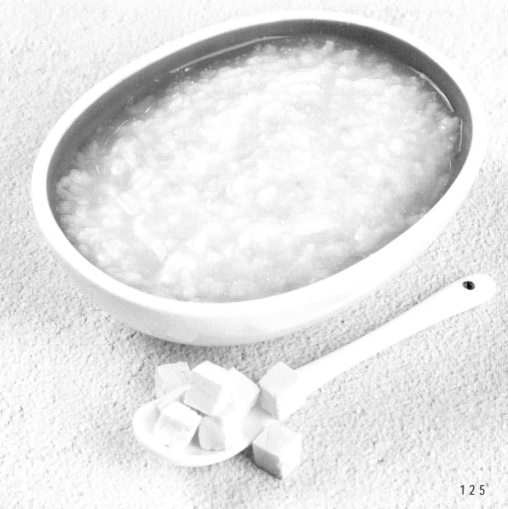

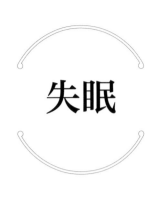

失眠

失眠是当下许多人常见的一类病症。中医认为，失眠的主要原因是劳倦思虑太过伤及心脾，伤于心则血暗耗，伤脾则纳少，二者共同导致气血亏虚，不能营养于心，心失所养，则心神不安，夜不能寐。调理此类型失眠的关键是补养心脾。另外，肝火旺盛也容易引发失眠，调理以清泄肝火为主。

《老老恒言》摘要

《圣惠方》：补中强志。按：兼养神益脾固精，除百疾。

莲肉粥

材料：大米 100 克，莲子 40 克。

调料：冰糖 5 克。

做法：

1 莲子洗净；大米洗净，用水浸泡 30 分钟。

2 锅内加适量清水烧开，加入莲子和大米，大火煮开后转小火煮 30 分钟，继续煮至粥黏稠，加入冰糖煮 5 分钟，至其化开即可。

功效：养心安神，补脾益肾。适用心脾两虚引起的心悸、失眠等。

食材小档案

莲子

性味归经：味甘、涩，性平；归脾、肾、心经

养生功效：补脾止泻，益肾涩精，养心安神。可用于调理脾虚久泻、遗精带下、心悸失眠

选购标准：以个大、饱满者为佳

慎食人群：感冒、胃胀、痔疮、大便秘结者

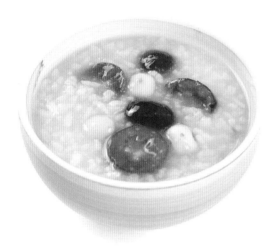

烹饪妙招

粥煮烂后，可以根据自己的口味加入红糖，口感也很好。

消除心烦，促进睡眠

山楂红枣莲子粥

材料： 大米 100 克，山楂肉 50 克，红枣 8 枚，莲子 30 克。

做法：

1 大米洗净，用水泡 30 分钟；红枣、莲子洗净，红枣去核，莲子去心；山楂肉洗净。

2 锅内加入适量清水烧开，加大米、红枣和莲子烧沸，待莲子煮熟烂后放山楂肉，熬煮成粥即可。

清心火，促睡眠

百合莲子绿豆粥

材料： 大米 60 克，干百合 10 克，绿豆 50 克，莲子 25 克。

调料： 冰糖 5 克。

做法：

1 大米洗净，用水浸泡 30 分钟；干百合洗净，泡软；绿豆、莲子洗净后用水浸泡 4 小时。

2 锅内加适量清水烧开，加入大米、莲子、绿豆煮开后转小火煮 30 分钟后，加入百合、冰糖煮 5 分钟至化开即可。

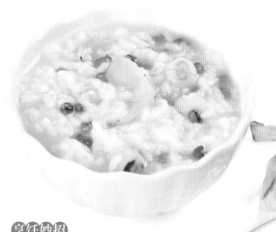

烹饪妙招

莲子和百合的口感清脆，若是想吃到脆脆的莲子百合，就不要过早放入锅中，以免煮太久而使口感尽失。

龙眼（桂圆）肉粥

材料： 糯米 100 克，桂圆肉 20 克，红枣 10 枚。

调料： 红糖 5 克。

做法：

1 糯米洗净，用水浸泡 1 小时；桂圆肉洗净；红枣洗净，去核。

2 锅内加适量清水烧开，加糯米、桂圆肉、红枣，大火煮开后转小火煮 40 分钟，加入红糖搅匀即可。

功效： 养心安神，健脾补血。适用于心血不足所致的心悸、头晕、失眠、健忘等。

食材小档案

桂圆肉

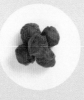

性味归经： 味甘，性温；归脾、心经

养生功效： 益心脾，补气血，安神。可用于调理虚劳羸弱、失眠、健忘、惊悸

选购标准： 颜色相对黄润，摸起来不干燥

慎食人群： 内有痰火及湿滞者、感冒发热急症者、孕妇

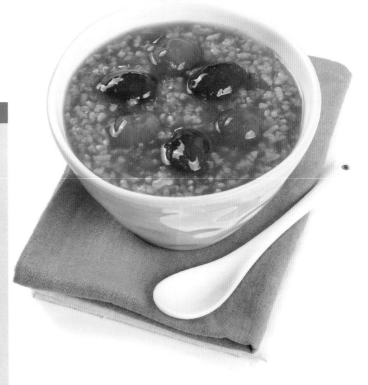

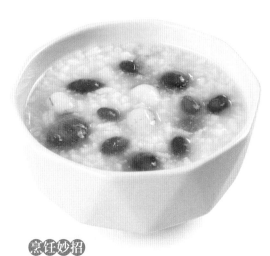

烹饪妙招

新鲜的桂圆虽肉质鲜美,但不宜保存,所以家中可常备一些干桂圆,煮粥煲汤时,去皮洗净即可,非常方便。

健脾养心,促进睡眠

枸杞桂圆莲子粥

材料: 干桂圆 10 个,大米 100 克,枸杞子、莲子各 10 克。

做法:

1. 干桂圆去壳洗净;枸杞子洗净;莲子洗净后浸泡 1 小时;大米洗净,用水浸泡 30 分钟。
2. 锅内加适量清水烧开,加大米、莲子煮至八成熟,加桂圆肉、枸杞子煮 5 分钟即可。

清心安神,改善睡眠

黑芝麻桂圆粥

材料: 大米 50 克,熟黑芝麻 10 克,干桂圆 12 个。

做法:

1. 干桂圆去壳,洗净;大米洗净,用水浸泡 30 分钟。
2. 锅内加适量清水烧开,加入大米和桂圆肉,大火煮开后转小火煮 30 分钟后,撒上熟黑芝麻,继续煮 5 分钟即可。

烹饪妙招

黑芝麻也可以用黑芝麻糊来代替。

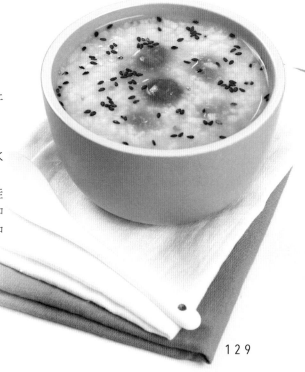

淡竹叶粥

材料：淡竹叶 10 克，小米 60 克。

做法：

1 将淡竹叶、小米洗净，备用。

2 将淡竹叶加适量水煎取汤汁，滤去渣后加小米煮至粥成即可。

功效：淡竹叶可以清心火，利尿作用较好，以渗湿泄热见长。

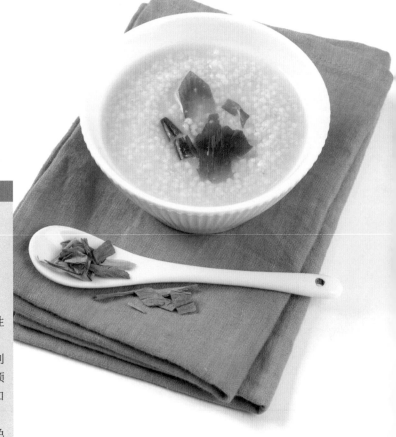

食材小档案

淡竹叶

性味归经：味甘、淡，性寒；归心、胃、小肠经

养生功效：清热除烦，利尿。可用于调理热病烦渴、小便赤涩淋痛、口舌生疮

选购标准：以叶多、色绿者为佳

慎食人群：阴虚火旺、骨蒸潮热者

麦冬竹叶粥

麦冬可以养阴清热，淡竹叶可以清泄心火，红枣有利于补养心神。三者搭配煮粥，有清心火、促睡眠的作用。

煮粥时，可以加适量的冰糖。

材料： 麦冬 30 克，淡竹叶 10 克，大米 100 克，红枣 6 枚。

做法：

1 大米洗净，浸泡 30 分钟；将麦冬、淡竹叶、红枣洗净后煎水，去渣取汁。

2 锅中放清水大火煮开，将大米和汁液放入，大火烧沸后转小火熬煮至米粒软烂即可。

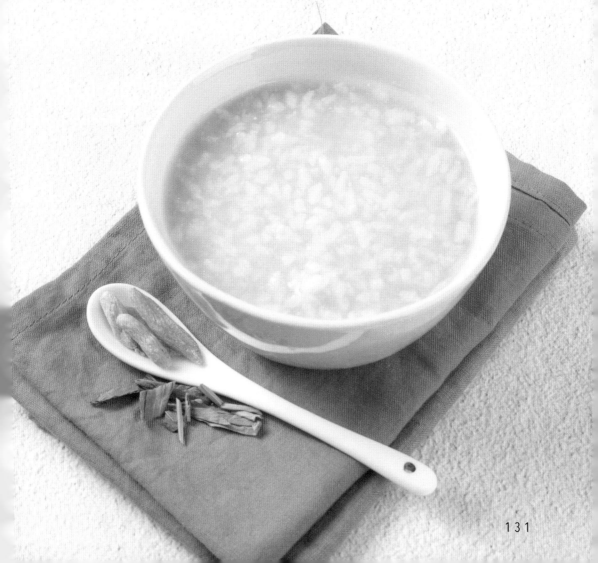

酸枣仁粥

材料：酸枣仁 20 克，大米 100 克。

做法：

1 酸枣仁捣碎，浓煎取汁；大米洗净，浸泡 30 分钟。

2 大米煮粥，待粥半熟时，加入酸枣仁汁，同煮成粥。

功效：宁心安神，止汗。适用于失眠、心悸怔忡、自汗、盗汗等症。

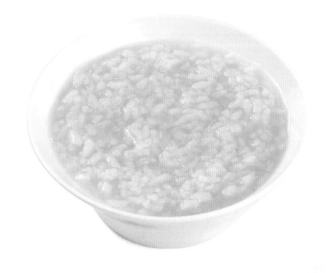

《老老恒言》摘要

《圣惠方》：治骨蒸不眠。按：兼治心烦，安五脏，补中益肝气。

食材小档案

酸枣仁

性味归经：味甘、酸，性平；归心、肝、胆经

养生功效：养肝，宁心，安神，敛汗。可用于调理虚烦失眠、惊悸、烦渴、虚汗等

选购标准：以粒大、饱满、有光泽、外皮紫红色者为佳

慎食人群：有滑泄症状者、孕妇

酸枣仁有清肝火、安心神的功效；莲子有养心安神、促进睡眠的作用。用酸枣仁和莲子一起煮粥，可安定心神、清热去火，对改善睡眠很有益。

烹饪妙招

可以加适量白糖或冰糖一起煮粥服用。

酸枣仁莲子粥

材料： 去心莲子 30 克，酸枣仁 10 克，大米 80 克。

做法：

1 酸枣仁用纱布包好，同洗净的大米、莲子一起入开水锅煮粥。

2 粥好以后，将酸枣仁去掉即可。

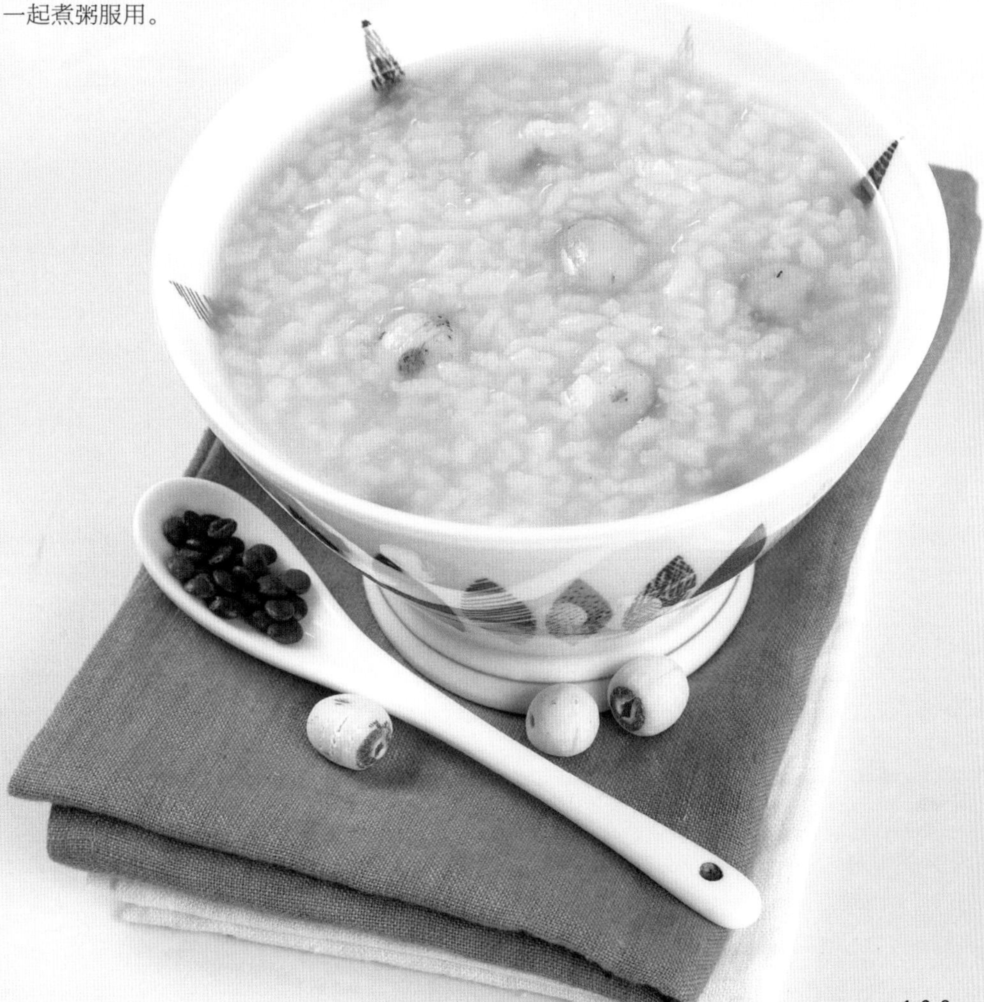

脱发

《黄帝内经》中说，"肾藏精，其华在发"，"肾虚发堕"。头发脱落与肾气精血虚衰有关系。头发得不到肾精的滋润和养护，容易枯黄、脱落。调理脱发，宜喝一些滋补肝肾的粥品，如黑芝麻粥、枸杞子粥等，效果很好。

坚筋骨，明耳目，止心惊，治百病。

《老老恒言》摘要

胡麻（黑芝麻）粥

材料： 黑芝麻 30 克，枸杞子 10 克，大米 100 克。

调料： 糖桂花、冰糖各适量。

做法：

1 枸杞子泡软，洗净；大米洗净，浸泡 30 分钟。

2 锅中加适量水，煮开后，放入大米、黑芝麻，用小火将粥煮得黏稠后，放入冰糖和枸杞子，再煮 10 分钟即可。

3 食用时，浇上糖桂花。

功效： 黑芝麻具有补肝肾、填脑髓的作用，可以用于肝肾精血不足所致的脱发、须发早白。和滋阴补肾的枸杞子搭配，可以补肝肾，益气血。

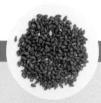

食材小档案

黑芝麻

性味归经： 味甘，性平；归肝、肾、大肠经

养生功效： 补肝肾，益精血，润肠燥。可用于调理肝肾不足、须发早白、病后体虚

煮粥搭档： 黑芝麻 + 枸杞子，黑芝麻 + 核桃仁

慎食人群： 肠滑腹泻者

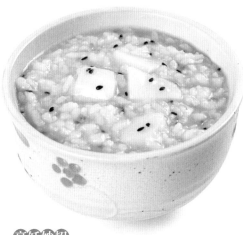

烹饪妙招

山药去皮后容易氧化变黑，在入锅前可先放进水中保存。

补脾肾，固脱发
黑芝麻山药粥

材料： 大米、山药各 100 克，黑芝麻 10 克。

调料： 冰糖 5 克。

做法：

1 大米洗净，用水浸泡 30 分钟；山药洗净，去皮，切小块。

2 锅内加适量清水烧开，加入大米煮开后转小火煮 25 分钟，加黑芝麻、山药块煮 10 分钟，放冰糖煮至化开即可。

滋补肾阴，乌发固发
黑芝麻核桃粥

材料： 大米 100 克，核桃仁 30 克，黑芝麻 20 克。

调料： 白糖 5 克。

做法：

1 核桃仁洗净后，掰小块；大米洗净，用水浸泡 30 分钟。

2 锅内加适量清水烧开，加入大米，煮开后加入核桃仁块、黑芝麻，煮至黏稠，加白糖搅匀即可。

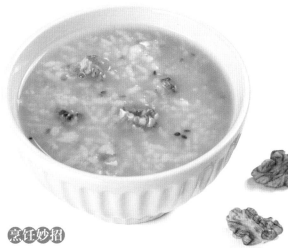

烹饪妙招

核桃仁不用去核桃皮，上面的核桃皮营养更加丰富。炒香之后再放入粥中，不用煮时间长，煮开即可关火，粥的口感更好。

枸杞子粥

材料： 山药 80 克，糙米 60 克，大米 40 克，枸杞子 10 克。

做法：

1 糙米洗净后用水浸泡 4 小时；大米洗净，浸泡 30 分钟；山药洗净，去皮，切丁；枸杞子洗净。

2 锅内加适量清水烧开，加入糙米、大米，大火煮开后转小火煮 40 分钟，放入山药丁、枸杞子煮 10 分钟即可。

功效： 滋补肝肾，益精固发。适用于肝肾亏虚引起的头晕目眩、脱发、白发。

《老老恒言》摘要

《纲目》方：补精血，益肾气。

按：兼解渴除风，明目安神。

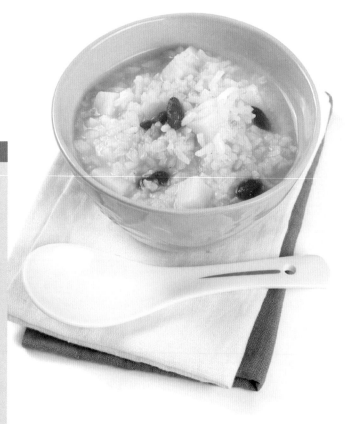

食材小档案

枸杞子

性味归经： 味甘，性平；归肝、肾经

养生功效： 补肾益精，养肝明目。可用于调理头晕目眩、腰膝酸软、白发脱发等

选购标准： 以粒大、色红、肉厚、质柔润、籽少、味甜者为佳

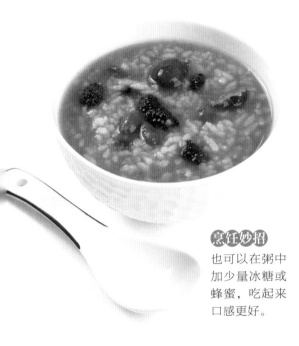

补肝肾，护发

枸杞子桑葚粥

材料： 桑葚 40 克，大米 100 克，枸杞子 10 克，红枣 6 枚。

做法：

1 枸杞子、桑葚洗净；红枣洗净，去核；大米洗净，浸泡 30 分钟。

2 锅内加适量清水烧开，加入大米和红枣，大火煮开后转小火煮 30 分钟，加入枸杞子、桑葚继续煮 5 分钟即可。

烹饪妙招

也可以在粥中加少量冰糖或蜂蜜，吃起来口感更好。

补肾，强免疫，防脱发

糙米枸杞香菇咸粥

材料： 糙米、大米各 50 克，鲜香菇 2 朵，枸杞子 10 克。

调料： 盐 3 克。

做法：

1 糙米洗净，浸泡 2 小时；大米洗净，浸泡 30 分钟；鲜香菇洗净，去蒂，切片；枸杞子洗净。

2 锅内加适量清水烧开，加入大米、糙米大火煮开，加香菇片，小火煮 40 分钟至糙米软烂，放入枸杞子，煮 5 分钟，放盐调味即可。

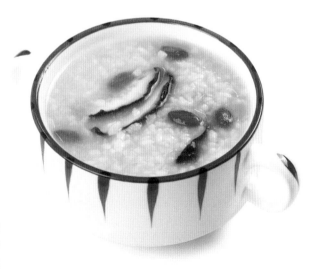

烹饪妙招

家中没有新鲜的香菇，可以用干香菇替代。

137

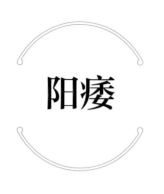

阳痿

中医认为，此病多由命门火衰、心脾两虚等引起。阳痿患者饮食应遵循温阳补肾、益精壮阳的原则，除加强一般营养外，还要多吃一些对肾有益的食物。

《陶隐居药性论》：治劳伤精败面黑。

《老老恒言》摘要

肉苁蓉粥

材料：肉苁蓉 30 克，羊肉片 50 克，大米 100 克。

调料：盐 3 克。

做法：

1 肉苁蓉加水，煎煮 15 分钟，去渣取汁；大米洗净，浸泡 30 分钟。

2 大米洗净下锅，加适量水，大火煮沸后改小火煮粥，待粥黏稠时下入肉苁蓉汁和羊肉片，继续煮 3 分钟，加盐调味即可。

功效：补肾壮阳，润肠通便。适用于畏寒、腰膝酸软、阳痿、遗精等症。

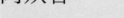

食材小档案

肉苁蓉

性味归经：味甘、咸，性温；归肾、大肠经

养生功效：补肾阳，益精血，润肠通便。可用于调理阳痿、不孕、腰膝酸软以及便秘、头晕、耳鸣、心烦

选购标准：以个大身肥、密被鳞片、颜色棕褐色、质柔润者为佳

慎食人群：阴虚火旺、热结便秘、大便溏泻者

特色功效

本品具有补肾益肝、滋阴壮阳之功效，对肾虚引起的阳痿有改善作用。

烹饪妙招

煮该粥时最好不要煮得太稠，以免带来消化负担。

肉苁蓉麦冬粥

材料： 肉苁蓉20克，麦冬10克，枸杞子15克，大米100克。

调料： 姜片3克，红糖5克。

做法：

1 将肉苁蓉、麦冬装入纱布袋，扎口后放入锅内加清水煎煮成药汁，去纱布袋留药汁；枸杞子洗净；大米淘洗净，浸泡30分钟。

2 锅内加清水烧开，再加药汁、大米、枸杞子、姜片，煮沸后转小火煮至米熟，再加入红糖调味，即可食用。

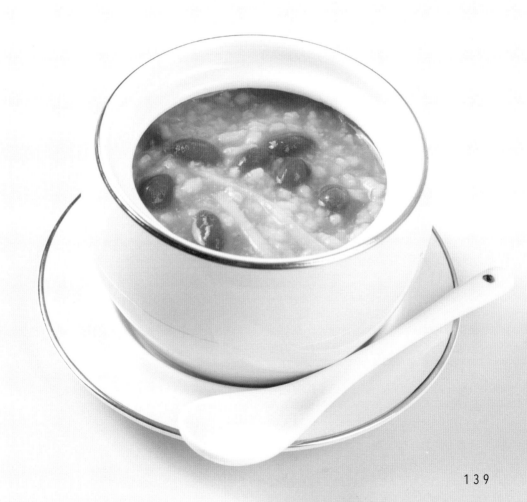

早泄

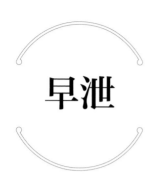

早泄多由情志内伤、湿热侵袭、纵欲过度、久病体虚等导致。中医认为该病与肾、心、脾虚损有关。早泄患者应多用壮阳益精之品煮粥，如核桃仁、羊肉、韭菜子等，慎用生冷、肥甘厚腻、辛辣之物。

肾主闭，止泄精尤为要品。

韭乃肝之菜，入足厥阴经，肝主泄，

《老老恒言》摘要

韭子粥

材料： 韭菜子 10 克，大米 100 克。

调料： 盐 3 克。

做法：

1 将韭菜子研为细末；大米淘洗干净，浸泡 30 分钟。

2 锅内加适量清水烧开，用大米煮粥，待粥沸后，加入韭菜子末、盐，同煮至粥稠即可。

功效： 补肾壮阳，固精止泄，健脾暖胃。适用于肾精不固引起的早泄。

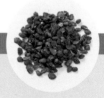

食材小档案

韭菜子

性味归经： 味辛、甘，性温；归肝、肾经

养生功效： 补肝肾，暖腰膝，助阳，固精。可用于调理早泄、遗精、遗尿、小便频数、腰膝酸软

选购标准： 以粒饱满、色黑者为佳

慎食人群： 阴虚火旺者

特色功效

韭菜子能养肝护肝、补肾壮阳；虾仁可补阳气、强筋骨。二者搭配一起煮粥食用，可以补肾止早泄。

烹饪妙招

烹制此粥时，可根据个人口味加少许姜末，能解腥增鲜。

韭菜子虾仁粥

材料： 韭菜子 10 克，虾仁 50 克，大米 100 克。

调料： 鸡汤、盐各适量。

做法：

1 将韭菜子研为细末；大米淘洗干净，浸泡 30 分钟；虾仁去掉虾线，洗净、焯水。

2 锅置火上，倒入鸡汤和适量清水烧开，加大米和韭菜子末大火煮沸，转小火熬煮至黏稠。把虾仁放入粥中，煮 3 分钟，再加盐调味即可。

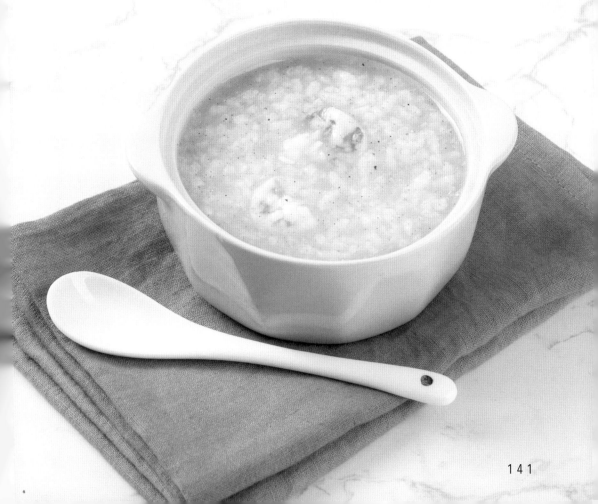

地黄粥

材料： 熟地黄 10 克，大米 100 克。

调料： 生姜少许。

做法：

1 大米洗净，浸泡 30 分钟；将熟地黄碾碎、生姜捣汁备用。

2 锅中倒入清水烧开，用大米煮粥，煮至九成熟加入熟地黄及生姜汁，搅匀，空腹食之。

功效： 滋补肾阳，止泻。

温馨提示： 本粥忌铜铁器。

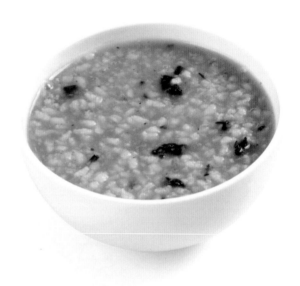

食材小档案

熟地黄

性味归经： 味甘，性微温；归肝、肾经

养生功效： 补血滋阴，益精填髓。可用于调理肝肾精血亏虚所致的腰膝酸软、早泄遗精、眩晕耳鸣等

选购标准： 以块肥大、断面乌黑色、味甜者为佳

慎食人群： 气滞痰多，湿盛腹满，食少便溏者

当归熟地乌鸡粥

特色功效

当归有补血活血的功效，熟地黄可以滋阴补精，乌鸡可以滋补肝肾。三者搭配煮粥对调理肾精不固引起的早泄效果佳。

烹饪妙招

煮乌鸡粥时，最好不要用高压锅，使用砂锅小火慢炖最好，这样可使其所含的营养物质充分释放出来，有利于人体充分吸收和利用。

材料： 乌鸡肉200克，当归、熟地黄各5克，大米100克。

调料： 葱段10克，姜片3片，盐3克，料酒5克。

做法：

1 大米洗净，用冷水浸泡30分钟；将当归、熟地黄用温水浸泡，清洗干净，用净纱布包好，扎紧袋口；乌鸡肉冲洗干净，放入沸水锅内焯一下捞出。

2 取锅加入冷水、当归熟地药包、乌鸡肉，加入葱段、姜片、料酒，先用大火煮沸，再改用小火煨煮至汤浓鸡烂，捞出乌鸡肉，拣去药包、葱段、姜片，加入大米，再用大火煮开，改小火熬煮成粥。

3 把乌鸡肉撕碎，放入粥内，再煮10分钟，用盐调味即可。

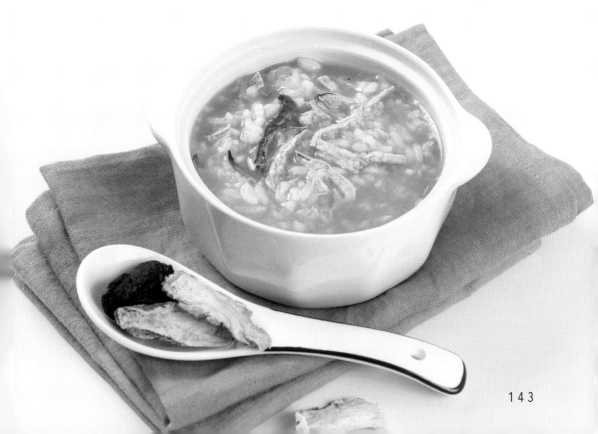

脘腹冷痛

感受寒邪，寒邪客于脾胃最容易引发脘腹冷痛，主要表现为胃脘部遇冷胀痛，得热则痛减。可伴有四肢冰凉、畏寒怕冷等症状。有些人还会表现为面色青白、舌暗苔白。一碗暖暖的粥，可以帮助去除身体的湿寒之气，有祛寒暖胃除胀的功效。

兼治上气咳逆胀痞，醒脾通滞气……

《十便良方》：治呕吐，腹中虚痛。按：

《老老恒言》摘要

砂仁粥

材料： 砂仁 10 克，大米 100 克。

调料： 红糖适量。

做法：

1 把砂仁捣碎为细末；大米淘洗干净，浸泡 30 分钟。

2 锅内放适量清水，大火烧开后，再转小火如常法煮粥。待粥将熟时，调入砂仁末、红糖，稍煮即可食用。

功效： 醒脾开胃，调理湿阻或气滞所致的脘腹胀痛。

食材小档案

砂仁

性味归经： 味辛，性温；归脾、胃、肾经

养生功效： 化湿开胃，温中止泻，理气安胎。可用于调理脾胃虚寒、呕吐泄泻、胎动不安

选购标准： 以个头较大，果身坚实，饱满，香气较浓，搓之果皮不易脱落者为佳

慎食人群： 阴虚火旺者

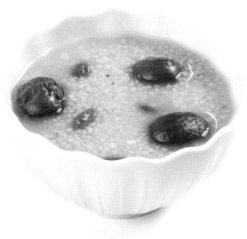

烹饪妙招
此做法没有放糖，是因为红枣自身有淡淡的甜味，可以衬托小米的清香。

行气化湿，止痛
小米红枣砂仁粥

材料： 小米 100 克，红枣 6 枚，砂仁、枸杞子各 5 克。

做法：
1 把砂仁捣碎成细末；小米、红枣分别洗净；枸杞子洗净后用温水泡 10 分钟。
2 砂锅加入清水，大火烧开，放小米和红枣煮沸后转小火熬煮 40 分钟。加入砂仁末、枸杞子，小火继续熬煮 10 分钟即可。

芳香暖胃，温脾止泻
砂仁鲫鱼粥

材料： 砂仁 5 克，鲫鱼 1 条，大米 100 克。
调料： 姜丝 3 克，葱末、料酒各 5 克，盐 2 克。

做法：
1 将鲫鱼治净去内脏，用料酒充分浸泡去腥；将砂仁捣成细末后装入鲫鱼腹内；大米淘洗干净，浸泡 30 分钟。
2 锅内加清水适量烧开，放入大米煮粥，三成熟时加入鲫鱼、姜丝、葱末、盐，再煮至粥熟即可。

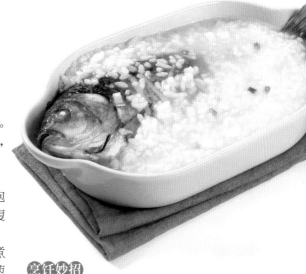

烹饪妙招
煮粥时可以加适量陈皮，不仅能够祛除鲫鱼的腥味，还有芳香健脾、开胃的功效。

暖胃养生粥

材料： 小米 50 克，黑米、薏米各 30 克，赤小豆、黑
豆各 20 克，砂仁 5 克，红枣 5 枚，枸杞子 10
克，干桂圆 25 克。

调料： 红糖适量。

做法：

1 小米、黑米、薏米、赤小豆、黑豆洗净后，用清水
浸泡 1 小时；红枣、枸杞子、砂仁洗净后，用温水
浸泡 10 分钟；干桂圆剥壳，留下桂圆肉备用。

2 锅内清水烧开，加入主料的米类和豆类煮沸，转小
火熬煮 30 分钟。加入红枣、桂圆肉、砂仁继续熬
煮 20 分钟。加入红糖、枸杞子继续煮开，搅拌均
匀，至粥汁浓稠即可。

特色功效

此粥有健脾暖胃祛寒的
功效。适合于寒冷导致
的腹痛。

烹饪妙招

桂圆肉可以完整一颗下
锅熬煮，也可以撕成小
块来煮。

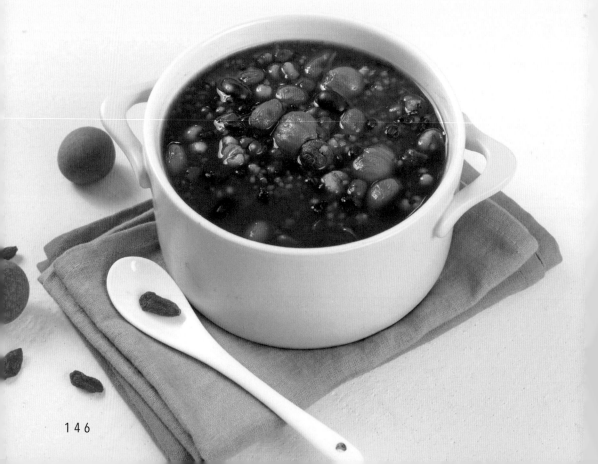

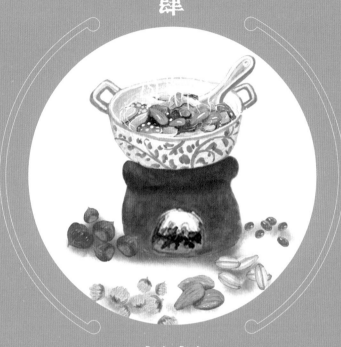

慢性病调理粥

慢病慢养，延年益寿

高血压

高血压是指在静息状态下体循环动脉血压高于正常的范围，可伴有重要脏器损害的临床综合征。中医把它归结为"眩晕""肝阳上亢"等范畴。高血压一般临床表现为：头痛、眩晕、耳鸣、心悸气短、失眠、肢体麻木等，且常伴有心脏、血管、脑和肾脏等器官功能性或器质性改变。粥膳调理高血压，常以平抑肝阳、熄风宁肝为主。

《老老恒言》摘要

养肝血，悦颜色，清风眩，除热解渴明目。

菊花粥

材料： 大米 100 克，菊花 10 克，红枣 4 枚。

做法：

1 红枣洗净，去核；菊花洗净；大米洗净后，用水浸泡 30 分钟。

2 锅内加适量清水烧开，放入红枣、大米，大火煮开后转小火煮 30 分钟，至粥黏稠，加菊花煮 10 分钟即可。

功效： 疏风散热、清肝明目、平肝阳、降血压。

食材小档案

菊花

性味归经： 味甘、苦，性微寒；归肺、肝经

养生功效： 疏散风热，平抑肝阳，清肝明目，清热解毒。可用于调理头昏脑涨、目赤肿痛、咽痛、肝火旺及高血压等

选购标准： 花朵完整不散瓣、色鲜艳、香气浓郁为佳

慎食人群： 气虚胃寒、食少泄泻、阳虚或头痛者

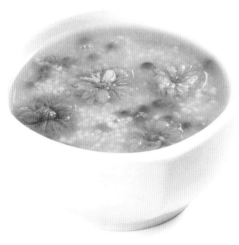

平降肝火，控血压
菊花绿豆粥

材料： 小米 60 克，绿豆 30 克，菊花 2 克。

做法：
1 绿豆洗净后用水浸泡 4 小时；小米、菊花分别洗净。
2 锅内加适量清水烧开，加入绿豆，大火煮开后加入小米，转小火煮 40 分钟，加入菊花，继续煮 5 分钟即可。

烹饪妙招
如果觉得菊花味苦，煮粥时可加入适量蜂蜜调味。

柔肝清火，降血压
银耳菊花粥

材料： 糯米 100 克，银耳（干品）10 克，菊花 2 克。
调料： 蜂蜜 10 克。

做法：
1 银耳泡发，洗净，去黄蒂，撕小朵；菊花用水泡净；糯米洗净，用水浸泡 4 小时。
2 锅内加适量清水烧开，加入糯米、银耳，大火煮开后转小火煮 20 分钟，放菊花，小火煮 15 分钟关火，放温，调入蜂蜜即可。

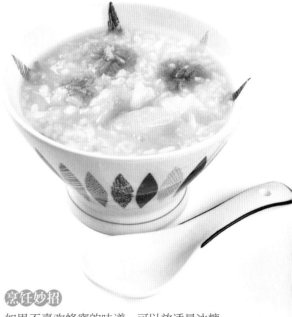

烹饪妙招
如果不喜欢蜂蜜的味道，可以放适量冰糖。

牛蒡根粥

材料： 牛蒡根 15 克，大米 100 克。

调料： 冰糖适量。

做法：

1 用水煎牛蒡根，煮开后 5 分钟，去渣取汁备用；大米浸泡 30 分钟。

2 锅内加清水，烧开后将大米放入锅中大火煮开，然后慢火熬煮至粥熟后，将牛蒡根汁液调入粥内，加冰糖调味即可。

功效： 疏风散热，润肠通便。适用于便秘、高血压的调理。

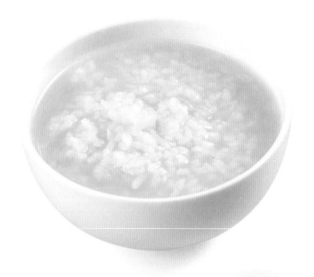

食材小档案

牛蒡根

性味归经： 味辛、微甘，性凉；归肺、心经

养生功效： 清热解毒，利水消肿。可用于调理热毒面肿、咽喉肿痛、便秘等

选购标准： 新鲜牛蒡根品相好，色泽呈淡棕色，表皮也比较光滑

慎食人群： 肠胃虚弱者

《老老恒言》摘要

《奉亲养老书》：治中风口目不动，心烦闷。

按：兼除五脏恶气，通十二经脉。

牛蒡根瘦肉粥

特色功效

牛蒡根具有健脾和胃、解毒消肿的功效，与猪瘦肉合煮成粥，可以调节血压。

烹饪妙招

可以选猪里脊肉，熟得快。喜欢吃软烂的，可以将猪肉剁成肉末，同大米一起加入熬煮。

材料：牛蒡根 15 克，猪瘦肉 150 克，大米 100 克。

调料：盐 3 克。

做法：

1. 猪瘦肉洗净，切片；牛蒡根清洗干净，放锅中加适量水，煎取药汁；大米洗净，浸泡 30 分钟。
2. 锅中放清水烧开，再加入大米和药汁，大火烧沸后转小火煮 20 分钟。加猪瘦肉片，煮至熟透。关火，加盐调味，出锅。

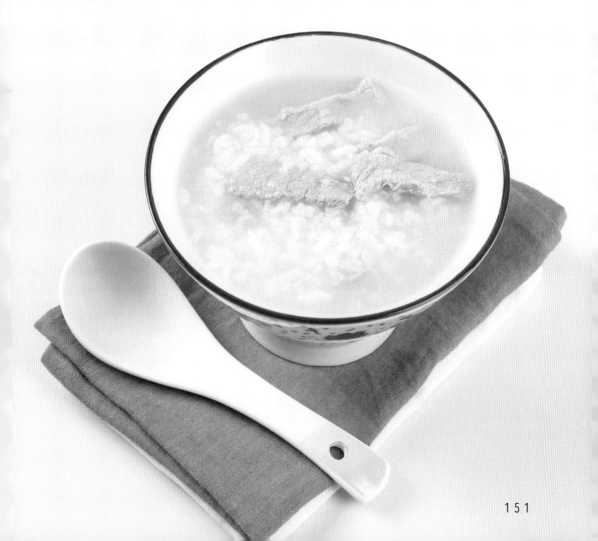

血脂异常

血脂异常指的是血液中的脂质升高或降低的病理状态，并由此引发一系列临床病理表现的病症。中医认为，血脂异常与痰湿、脾虚有关。吃得太好、运动不够、气血运行速度跟不上，慢慢地身体内就会沉积很多垃圾，就会形成痰湿。痰湿壅滞就会出现四肢倦怠、胸闷气短等表现。平常可以饮用具有活血降脂功效的养生粥，以调节血脂。

《老老恒言》摘要

生发元气，助脾胃，止渴、止痢、固精。

荷叶粥

材料：大米100克，枸杞子、干荷叶各10克。

调料：冰糖3克。

做法：

1 大米淘洗干净，用水浸泡30分钟；枸杞子洗净；干荷叶洗净，切片。

2 锅内加适量清水烧沸，放入大米，用大火煮沸，改小火煮到米粒裂开，加入干荷叶片、枸杞子同煮。待米粒软烂，挑出荷叶，加冰糖调味即可。

功效：清热降脂。

食材小档案

荷叶

性味归经：味苦，性平；归肝、脾、胃经

养生功效：清暑利湿，升发清阳，凉血止血。可用于调理暑热烦渴、血热吐衄、暑湿头痛

选购标准：以叶大、整洁、色绿者为佳

慎食人群：体瘦者、气血虚弱者

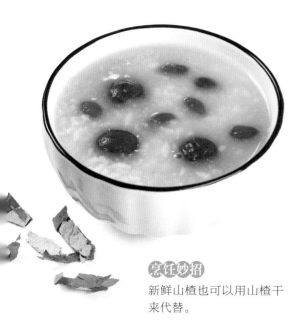

调节血脂
荷叶枸杞山楂粥

材料: 干荷叶 1 张,大米 100 克,枸杞子 5 克,鲜山楂 20 克。

调料: 白糖 3 克。

做法:

1 大米洗净,用水浸泡 30 分钟;枸杞子洗净;荷叶洗净,切片;鲜山楂洗净,去核。

2 锅内加适量清水烧开,加入大米,大火煮开后转小火煮 30 分钟至米粒裂开,加入洗净的干荷叶片、枸杞子、山楂同煮。米粒软烂盛出,拣出荷叶,加白糖搅匀即可。

清热消暑,调控血脂
荷叶莲子枸杞粥

材料: 新鲜荷叶 1 张,莲子、大米、糯米各 50 克,枸杞子 5 克。

做法:

1 大米洗净,浸泡 30 分钟;糯米洗净,浸泡 4 小时;荷叶洗净,放入冷水锅中,烧开,取汁;莲子、枸杞子洗净。

2 锅内倒入煮荷叶的汁,加适量清水烧开,放入大米、糯米、莲子,大火煮沸,转小火熬煮至熟,放入枸杞子煮 10 分钟即可。

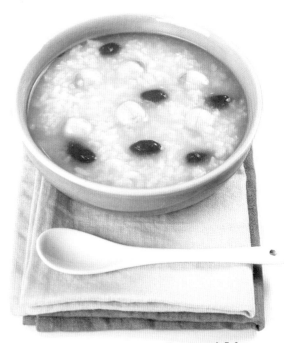

糖尿病

糖尿病，有"三多一少"症状（多饮、多食、多尿和体重减轻），属中医"消渴"范畴，其病因复杂，病机特点多概括为"阴虚燥热"。粥膳调理糖尿病，以滋阴清燥热、生津止渴为主要方式。

麦门冬粥

材料： 麦冬 10 克，红枣 2 枚，小米 100 克。

做法：

1 麦冬、红枣（去核）洗净；小米洗净，浸泡 30 分钟。

2 锅内放水烧开，放入小米、麦冬、红枣，大火烧开，再用小火焖至米烂粥稠即可。

功效： 现代药理实验表明，麦冬有降血糖、提高机体免疫力的作用。

《老老恒言》摘要

《寿世青编》：治嗽及反胃。

按：兼治客热口干心烦。

食材小档案

麦冬

性味归经： 味甘、微苦，性微寒；归肺、胃、心经

养生功效： 清心除烦，养阴润肺，益胃生津。可用于调理肺燥干咳、阴虚咳嗽、糖尿病

选购标准： 以表面淡黄白色、完整壮实、半透明、嚼之有黏性者为佳

慎食人群： 脾胃虚寒、大便稀溏者

南瓜麦冬粥

特色功效

此粥含糖量比较低且含丰富的果胶，可滋阴补肾、健脾止渴、控血糖，适合糖尿病患者服用。

烹饪妙招

选青嫩的南瓜煮粥口感会更好。

材料： 青嫩南瓜 250 克，麦冬 10 克，小米 50 克。

做法：

1 南瓜洗净，切小块；麦冬、小米洗净，沥干水分。

2 锅内加入清水、南瓜块，大火煮沸后转小火煮至六成熟；加入洗净的小米，煮沸后加入麦冬，充分拌匀，熬煮至小米熟即可。

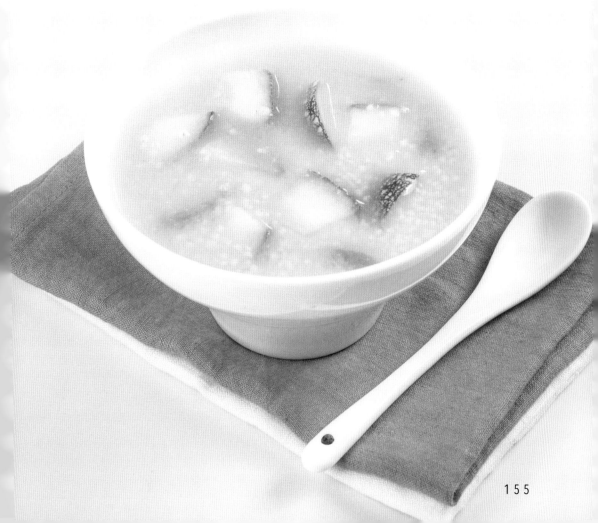

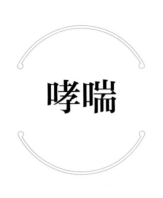

哮喘

哮喘是一种顽固的呼吸道疾病，发作前多会出现过敏症状，如流涕、干咳、打喷嚏。也有些患者早期没有出现先兆就开始发病，通常表现为气急、咳痰、呼吸困难等。中医认为，哮喘与肺、脾、肾三脏相关，粥食调理当以畅肺气、补肾气、健脾气为主，同时要化痰。

《老老恒言》摘要

《资生录》：化痰止嗽止血，研入粥。

贝母粥

材料：川贝母 10 克，大米 100 克。

调料：冰糖适量。

做法：

1 大米洗净，用水浸泡 30 分钟；川贝母研成粉末，备用。

2 锅内加适量清水烧开，将大米放入锅内，煮粥，待米开汤未稠时，调入川贝母粉，改小火稍煮片刻，放入冰糖，再煮 10 分钟，粥稠即可食用。

功效：化痰止咳，清热散结。适用于急、慢性气管炎、哮喘。

食材小档案

川贝母

性味归经：味苦、甘，性微寒；归肺、心经

养生功效：清热化痰，止咳润肺，散结消肿。可用于调理肺热燥咳、干咳少痰、阴虚劳嗽、痰中带血等

选购标准：以色白、粉性足者为佳

使用注意：不宜与川乌、草乌、附子同用

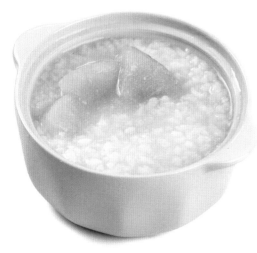

烹饪妙招
川贝母磨得碎些效果更好，
更利于药性的挥发。

滋阴润肺，清热化痰

川贝冰糖雪梨粥

材料： 雪梨200克，大米100克，川
贝母5克。

调料： 冰糖5克。

做法：

1 大米洗净，用水浸泡30分钟；雪梨
洗净，去皮和核，切成块；川贝母研
成粉末，待用。

2 锅内加适量清水，加雪梨块，大火煮
开后滤出杂质，取雪梨汁。

3 锅内加入雪梨汁和清水大火烧开，再
加大米，大火煮开后加川贝母粉转小
火煮30分钟，至米粥将成，加入冰
糖煮至化开即可。

清热化痰，平喘

芦根川贝粥

材料： 芦根15克，川贝母9克，大米
100克。

调料： 冰糖适量。

做法：

1 芦根、川贝母洗净，水煎，去渣滤
汁；大米淘洗干净，浸泡30分钟。

2 锅中加适量清水烧开，将药汁与大米
一起放入锅中，用大火煮沸，转小火
熬煮至粥稠，加入冰糖化开即可。

烹饪妙招
煮粥时加适量冰糖，可化解川贝母的苦味。

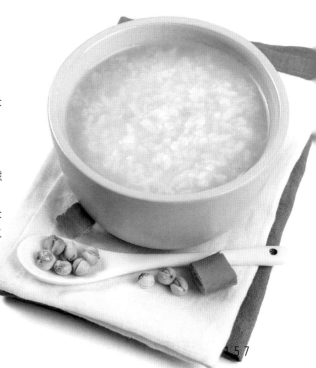

杏仁粥

材料：薏米 50 克，甜杏仁 10 克。

调料：冰糖适量。

做法：

1 甜杏仁洗净去皮；薏米淘洗干净，浸泡 2 小时。

2 锅置火上，加入适量清水大火煮开，加入薏米、甜杏仁，转小火煮至熟，加入冰糖煮至化开即可。

功效：止咳平喘。适用于咳嗽、气喘。

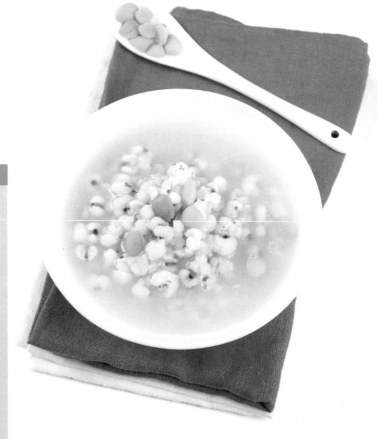

《老老恒言》摘要

《食医心镜》：治五痔下血。

按：兼治风热咳嗽，润燥。

杏仁酸梅粥

材料： 甜杏仁 20 克，酸梅 8 克，大米 80 克。

调料： 冰糖 5 克。

做法：

1. 将甜杏仁用沸水焯去皮，除去尖，洗净；酸梅洗净；冰糖打碎；大米洗净，浸泡 30 分钟。
2. 将杏仁、酸梅、大米一同放入开水锅内，大火烧沸，转用小火煮 40 分钟，加入冰糖碎煮至化开即可。

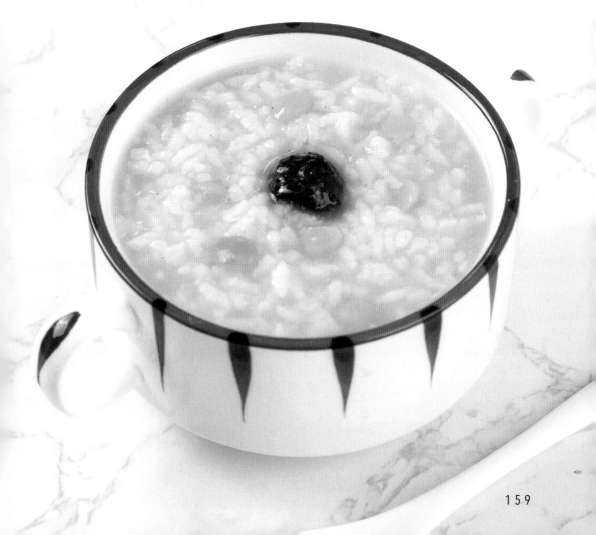

苏子粥

材料： 苏子5克，大米100克。

调料： 冰糖5克。

做法：

1 大米洗净，浸泡30分钟；将苏子洗净，捣烂，加水煎2次，去渣后取浓汁。

2 把淘洗干净的大米和冰糖一同放入开水锅内，注入药汁，煮成稀粥。

功效： 能够有效缓解咳嗽痰多，胸闷气喘等症状。

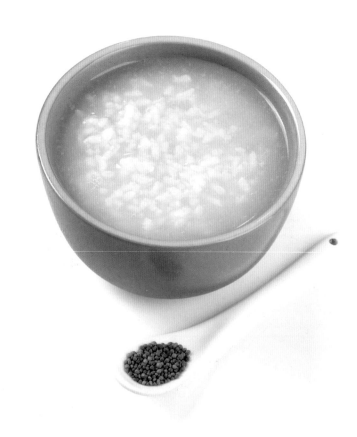

《老老恒言》摘要

《简便方》：治上气咳逆。

按：兼消痰润肺。

食材小档案

苏子

性味归经： 味辛，性温；归肺、大肠经

养生功效： 降气消痰，平喘，润肠。可用于调理痰壅气逆、咳嗽气喘、肠燥便秘等

选购标准： 以粒饱满、色灰棕、油性足者为佳

慎食人群： 脾虚便溏者

苏子麻仁粥

特色功效

苏子可润肺平喘止咳，火麻仁可润肠通便。中医认为，肺与大肠相表里，该粥能够表里兼调，对改善气喘效果佳。

烹饪妙招

用药汁煮粥时，如果药汁不够，还可再加清水。

材料： 苏子、火麻仁各5克，大米100克。

做法：

1 大米洗净，浸泡30分钟；将苏子、火麻仁反复淘洗去泥沙，烘干水汽，研成粉状，倒入200克温水，用力搅拌均匀。

2 然后静置待粗粒下沉时，倒出上层药汁待用。大米淘净放入药汁，用小火熬煮成粥即可。

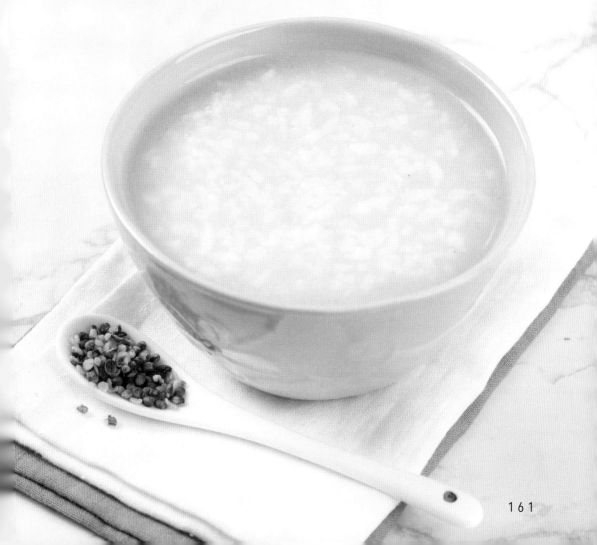

风湿疼痛

风湿是由风邪和湿邪相互作用引起的一种疾病，其特点是发病快、变化多，疼痛多呈游走性并遇风加重。风湿疼痛主要表现为关节和肌肉游走性酸楚、疼痛，可出现急性发热，受累关节多为膝、踝、肩、肘、腕等关节，病变局部出现红肿、灼热、剧痛。中医认为，本病与外感风寒湿等邪气以及肝肾不足有密切关系。养生粥调理风湿疼痛，以祛风除湿为主要手段。

花椒粥

材料： 花椒5克，茯苓10克，大米50克。

做法：

1 花椒洗净；茯苓洗净；大米洗净，浸泡30分钟。
2 花椒水煎10分钟后取汁。锅中放入适量清水，烧开后将大米、茯苓放入锅中，如常法煮粥。粥将熟时，加入花椒汁略煮即可。

功效： 温热、散寒、止痛。适合调理腰痛足冷等症。

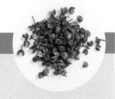

食材小档案

花椒

性味归经： 味辛，性温；归脾、胃、肾经

养生功效： 温中止痛，杀虫止痒。可用于调理中寒脘腹冷痛、腹泻、湿疹、阴痒

选购标准： 以色紫红、无梗、无椒目者为佳

慎食人群： 阴虚火旺者、孕妇

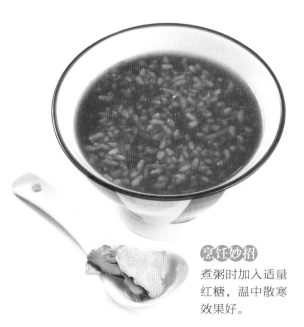

烹饪妙招
煮粥时加入适量红糖，温中散寒效果好。

温中止痛，祛湿散寒
干姜花椒粥

材料： 干姜 5 克，高良姜 15 克，花椒 3 克，大米 100 克。

调料： 红糖适量。

做法：

1 将干姜、高良姜、花椒洗净，姜切成片，以白净的纱布袋盛之；大米洗净，浸泡 30 分钟。

2 将装好的药包与洗净的大米一起加清水煮沸，30 分钟后取出药包，加红糖，煮制成粥。

散寒除湿，止痛
花椒鸡蛋粥

材料： 干姜 10 克，花椒 3 克，大米 100 克，鸡蛋 1 个。

调料： 盐 3 克。

做法：

1 将干姜切片、花椒洗净，以白净的纱布袋盛之。

2 大米洗净，浸泡 30 分钟后与药袋一起放入砂锅中，加清水煮沸，30 分钟后取出药袋，加盐，继续煮至粥成，停火前把鸡蛋打散放入，再煮 2 分钟即可。

烹饪妙招
也可将花椒炒黑再煮粥，散寒效果会更好。

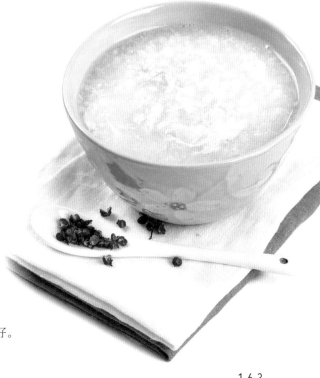

鸡丝花椒小米粥

材料： 小米 100 克，鸡肉 50 克，花椒 1 克。
调料： 盐、姜末各 3 克。
做法：

1 小米洗净；鸡肉洗净，煮熟，撕成丝。
2 锅内加清水烧开，加小米煮熟，加入鸡丝、花椒同
  煮，出锅前放上盐、姜末即可。

特色功效

鸡肉有温补肝肾的效果，花椒可以温中散寒，小米温暖脾胃。三者搭配煮粥，散寒止痛的效果更好。

烹饪妙招

烹调这款粥，可以选用脂肪含量偏低的鸡胸肉。

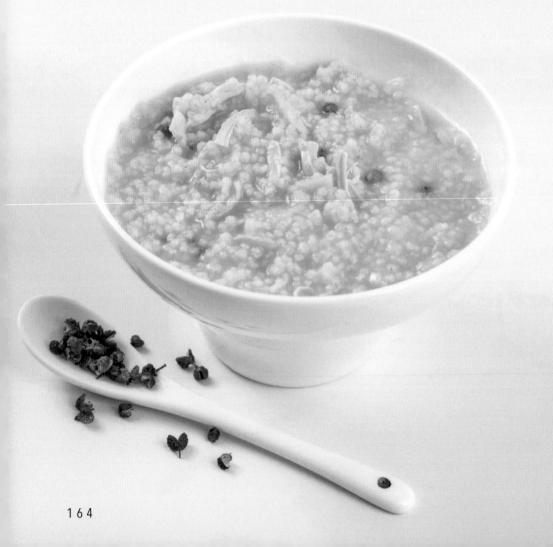

伍

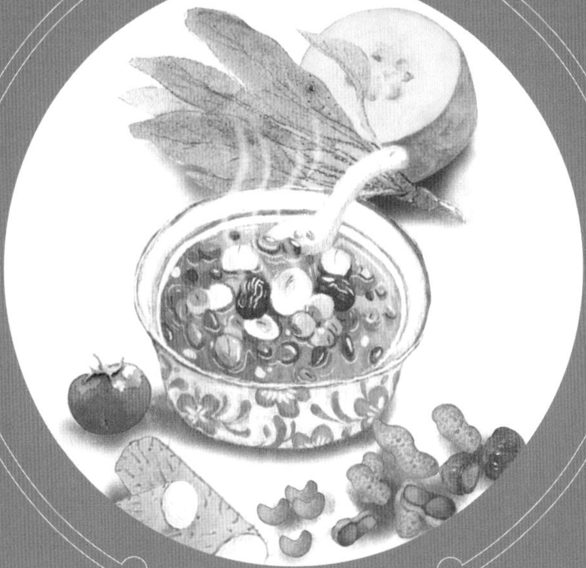

24 节气强身防病粥

增强免疫力，

向大自然要健康

关键节气
养生粥

在传统的二十四节气当中，四立是指：立春、立夏、立秋、立冬；二分是指：春分和秋分；二至是指：夏至和冬至。"四立二分二至"，中医养生学称之为"八节"，也就是说这八个节气反映了四季的轮回变迁。因此，"八节"养生至关重要。跟着大自然的节奏，搭配适当的粥食养生，是老祖宗奉献给我们的健康法宝。

立春
节气

立春以养肝为主，粥食养生应增加甘味的食物，少吃酸味食物，多以绿色蔬菜及根芽菜入粥，如韭菜、豆芽、香菜、荠菜等，以助阳气回升。

特色功效
增强抵抗力，抵御春季高发的呼吸道传染病。

烹饪妙招
鸡胸肉也可以用鸡腿肉来代替。

豆芽鸡丝大米粥

材料：大米、绿豆芽各50克，糯米20克，鸡胸肉100克。

调料：姜蓉10克，料酒5克，葱花、盐各适量。

做法：

1 大米、糯米洗净后，用清水浸泡30分钟；鸡胸肉洗净，放入沸水中加料酒煮5分钟，捞出沥干，将肉撕成条状备用；绿豆芽择洗干净，用沸水焯烫后捞出。

2 锅内加清水大火烧开，倒入大米、糯米、姜蓉、鸡丝一起煮沸，转小火熬煮20分钟。加入焯好的绿豆芽，继续熬煮2分钟，用勺子顺时针多搅拌几次，避免煳锅，煮至粥浓稠。撒上适量盐和葱花搅拌均匀即可。

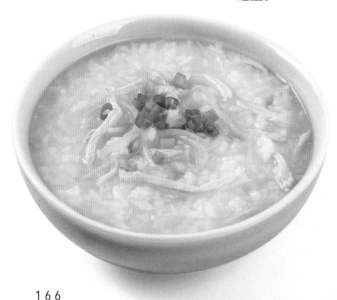

立夏节气

立夏是阳气渐长、阴气渐弱的时节，此时人体的肝气减弱、心气渐强，应该多吃辛味食物，少吃苦味食物，以调养肺气。多食生津止渴的粥食，避免因易出汗造成体内水分流失。

番茄可以安心神、养心血；玉米可以保护心脏，预防血管老化；小米有健脾益胃的功效；枸杞子可补血安神。四者搭配煮粥，可以养心暖胃。

番茄最后下锅，不宜久煮。若煮的时间太长其中的维生素遇热易被破坏，导致营养价值降低。

番茄枸杞玉米粥

材料： 玉米粒 200 克，小米 80 克，番茄 50 克，枸杞子 10 克，鸡蛋 1 个（取蛋清）。

调料： 盐 4 克，香油、番茄高汤各适量。

做法：

1 玉米粒、小米洗净；番茄洗净、去蒂、切块；枸杞子洗净；鸡蛋清打匀。

2 汤锅置火上，放入番茄高汤、适量水煮开，倒入玉米粒、小米煮开，转中小火煮 15 分钟，放入番茄块、枸杞子烧开，加入鸡蛋清搅匀，加盐，淋入香油即可。

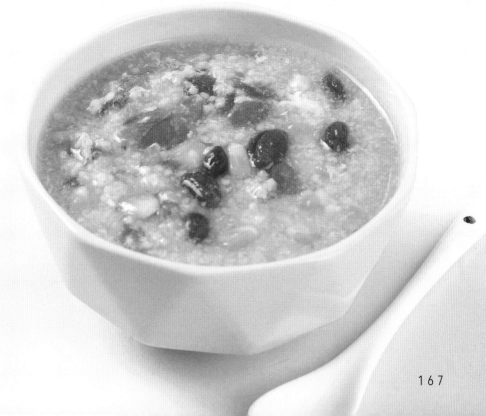

立秋
节气

中医认为，肺主秋季，秋天燥邪当令，天气收敛，气候干燥，水分匮乏，最容易使肺受伤。因为燥邪很容易从口鼻侵入肺脏，从而伤及肺阴。立秋节气的粥食养生，以滋阴润燥为主。可以用银耳、山药、雪梨、莲藕等滋阴润肺的食材入粥。

特色功效

百合能补中润肺、镇静止咳；枇杷可润燥清肺、止咳降逆；莲藕可润燥。此粥可以很好地润泽呼吸道及肺，对因肺燥津伤所致的咳嗽有较好的食疗作用。

烹饪妙招

在干燥的秋天，将莲藕和百合搭配煮成粥，做成甜品，是滋阴润肺的好选择。

鲜藕百合枇杷粥

材料： 莲藕50克，鲜百合、枇杷各30克，小米100克。

做法：

1 小米洗净；鲜百合剥开，洗净；莲藕洗净后去皮，切块；枇杷洗净，去皮、去核。

2 锅内加适量清水烧开，加入莲藕块和小米，大火煮开后转小火煮30分钟，加入百合、枇杷煮开后转小火，煮至黏稠即可。

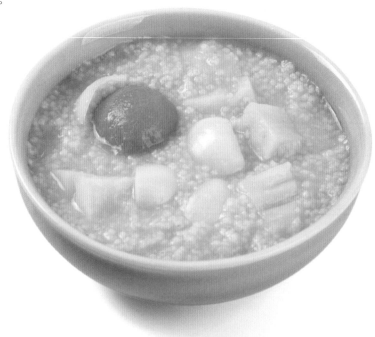

俗话说："三九补一冬，来年无病痛。"是说冬天进补得当，会使营养物质最大限度地转化成热量储存在身体内，滋养五脏。冬季是"藏养之季"，中医认为"肾者主蛰，封藏之本"，所以冬季又是补肾的好时机。冬季常喝暖体补肾粥，不仅可以御寒，还能强壮身体。

特色功效

板栗具有养胃健脾、补肾强腰的功效，能维持牙齿、骨骼、血管、肌肉的正常功能，延缓人体衰老；山药可健脾固肾、止涩；牛肉可温补脾胃，强筋壮骨。

烹饪妙招

可以选用牛腩肉来煮粥，口感较好。

板栗牛肉山药粥

材料： 板栗10枚，牛肉150克，山药、大米各100克。

调料： 盐、料酒、白胡椒粉各适量。

做法：

1 牛肉洗净，切小粒（也可以切薄片），加少许盐、白胡椒粉、料酒腌渍一下，备用；板栗去壳；山药削皮，洗净，切小段；大米洗净，浸泡30分钟后捞出。

2 锅内加清水烧开，将大米放入锅中煮沸；再下入腌渍好的牛肉粒，滑开，改小火慢慢熬煮，期间搅动防止粘锅。煮至牛肉和大米软烂下入板栗和山药段，继续小火熬煮，直到满意的黏稠度即可。

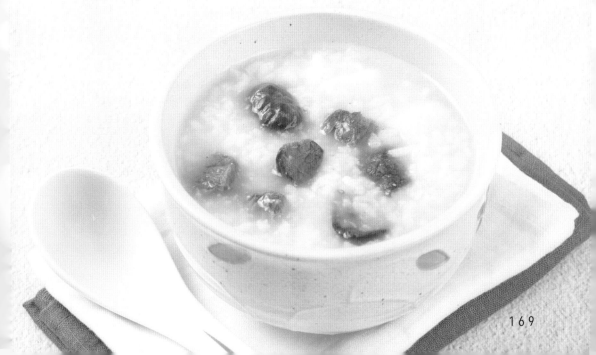

春分节气

春分时节，"春困"容易使人身体疲乏、精神不振，应多吃绿色的蔬菜，如春笋、菠菜、芹菜等，对恢复精力，消除春困很有好处。春分节气需要柔肝活血，可以补充活血养肝的食物，如红枣、番茄、乌鸡等。

特色功效

乌鸡肉有活血养肝的作用，春笋有助于防治春季气候干燥引起的上火，可以缓解春困。

烹饪妙招

春笋中草酸含量较高，与含钙高的食物同食，会生成不易溶解的草酸钙，干扰人体对钙的摄取。所以在烹调之前，最好先将春笋焯烫，以去除过多的草酸。

春笋乌鸡粥

材料： 乌鸡肉、大米各 100 克，春笋 50 克。
调料： 盐 3 克，香油少许。
做法：

1. 春笋洗净，切块；大米洗净，浸泡 30 分钟后捞出；乌鸡肉洗净后切成小块。

2. 锅中烧热水，分别将春笋块和乌鸡块放入水中略煮，捞出备用；锅中放入清水，大火烧开后将大米放入锅中，大火煮开后转小火熬煮 15 分钟，向锅中加入乌鸡块、春笋块继续煮 40~50 分钟，加入盐，再滴几滴香油，关火即可。

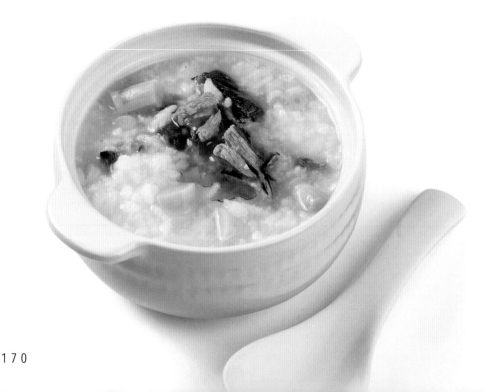

夏至节气

夏至时节，不仅天气炎热，而且经常下雨，湿气也大。所以，夏至节气防暑和祛湿是两大养生要务。防暑可以适当补充凉性食物，如西瓜、绿豆等；祛湿可以用薏米、冬瓜、鲫鱼等煮粥。

冬瓜和海带都有消痰祛湿、清热解毒的功效。二者和大米一起煮粥食用，具有很好的祛湿清热作用，适用于湿热体质者。

由于全球都有水质污染的状况，故海带中很可能会有一些含毒物质，建议在煮粥前先用水浸泡 2~3 小时，中间至少换 2 次水，但浸泡时间不宜超过 6 小时，以免造成水溶性营养物质流失过多。

冬瓜海带粥

材料：冬瓜 150 克，大米 100 克，海带 50 克。
调料：葱末 10 克，盐 3 克。
做法：
1 冬瓜去皮，去瓤，洗净，切块；海带泡软洗净，切丝；大米洗净，浸泡 30 分钟。
2 锅内加适量清水烧开，放入大米，大火煮开后加入海带丝，继续煮开后转小火煮 15 分钟，放入冬瓜块继续煮至米烂粥稠，出锅前撒上葱末，放盐调味即可。

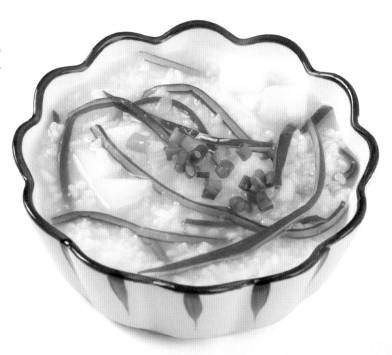

秋分节气

秋分时节，持续的秋燥会使人体出现过敏症状。中医认为，秋宜甘润，润肺防燥，应本着阴阳平衡的原则，防止阴阳失衡，增强抵抗力，预防和缓解过敏症状。多以生津润燥的食物煮粥食用，如莲藕、梨、芋头等，可以安度秋季。

特色功效

莲藕有清热生津的功效；猪排骨可滋阴清热、润燥，玉米可补养肠胃。三者搭配煮粥，润燥强脾胃的效果更好。

烹饪妙招

鲜玉米粒也可以用玉米糁来替代。

莲藕排骨玉米粥

材料： 莲藕 250 克，猪排骨 300 克，鲜玉米粒 100 克。
调料： 盐 3 克，生姜 3 片，葱花、料酒各适量。
做法：

1 鲜玉米粒洗净，用水浸泡 30 分钟；莲藕刨去外皮，切薄片；猪排骨洗净放锅中，加入清水，放料酒、姜片，大火烧开，捞出排骨冲去浮沫。

2 猪排骨、莲藕片、玉米粒一起放入锅中，加入足量清水，炖至排骨酥烂，米汤黏稠。加盐调味，最后撒入葱花拌匀。

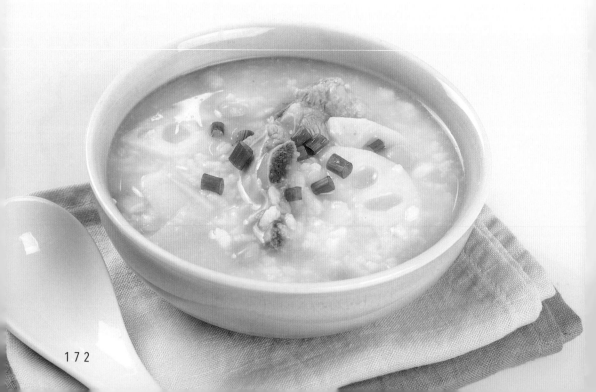

冬至
节气

冬至开始数九，意味着从冬至开始进入全年最冷的三九天气。冬至养生应该注重呵护身体的阳气，粥食要多元化，谷、果、肉、蔬菜合理搭配，适当摄入一些血肉有情之品，比如牛肉、羊肉等，还可以补充一些坚果，诸如花生米、核桃仁、板栗等，可以御寒，增强体质。

特色功效

萝卜可以培补肺气，羊肉能够健脾暖肾，给身体补充阳气。两者搭配煮粥，强身健体的功效更佳。

烹饪妙招

二者同食不仅可以中和羊肉的热性，还可以使羊肉中的营养更易被人体消化吸收。

白萝卜羊肉大米粥

材料： 羊肉、白萝卜各 100 克，高粱米、大米各 50 克。

调料： 羊肉汤 1500 克，陈皮、葱末、姜末、料酒各 10 克，盐 3 克，五香粉 3 克，香油适量。

做法：

1 高粱米洗净，浸泡 4 小时；大米洗净，浸泡 30 分钟；白萝卜洗净后切丁；羊肉洗净后切薄片；陈皮洗净后切小片。

2 锅内加适量清水和羊肉汤、料酒、五香粉、陈皮片大火煮开，加大米、高粱米再次煮开，转小火煮 40 分钟，加白萝卜丁、羊肉片煮熟，再加盐、葱末、姜末、香油调味即可。

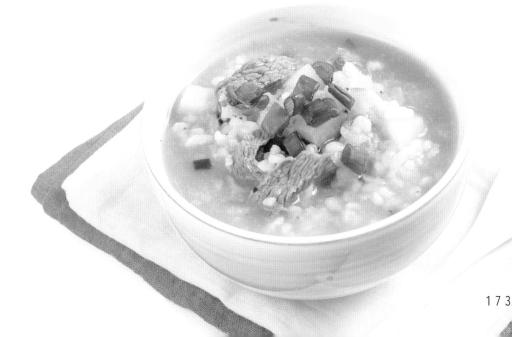

春季养生粥

春季是万物生发、万象更新的季节，春天阳气升发，喝粥有助于固护身体的阳气。春天对应五脏之肝，阳气升发也容易导致肝火上亢。所以，春季煮粥，既要放一些有助于升发的食材，又要有一些有助于收敛的食材，中医认为，绿色食物有助于阳气升发，酸味食物有助于收敛肝火。

雨水节气

雨水时节气候转暖，又风大物燥，常会出现皮肤发干、口舌干燥和嘴唇干裂等现象，这是上火的表现。为防止上火，喝粥要注意滋阴补血、疏肝健脾。

特色功效

乌鸡有补肝养血的功效，茶树菇可提高免疫力，枸杞子可以养肝明目。该粥可以健脾胃、养肝血、强体质。

烹饪妙招

在挑选乌鸡时，注意区分公母，母乌鸡的滋阴补血功效更好。

茶树菇乌鸡大米粥

材料： 乌鸡300克，大米100克，茶树菇30克，枸杞子5克。

调料： 盐3克，葱段、姜片各5克，料酒适量。

做法：

1 乌鸡去内脏，洗净，剁小块；大米洗净，浸泡30分钟；枸杞子洗净；茶树菇泡软，切段。

2 乌鸡块冷水下锅，待水开后撇去浮沫，放入茶树菇段、葱段、姜片、料酒大火烧开后，加入大米，转小火熬煮1小时后，放入枸杞子稍煮，加盐调味即可。

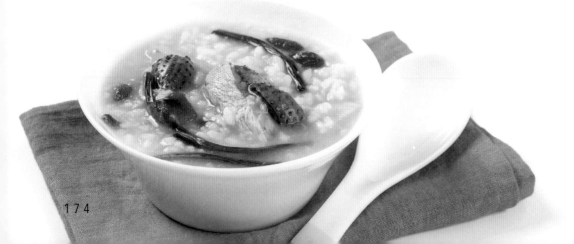

惊蛰 节气

惊蛰节气的养生原则是培阴固阳，口味宜清淡，可以选取一些补正益气的食疗粥来增强体质。

特色功效

韭菜有补阳健脾的作用，吃猪肉可以增强体质，胡萝卜健脾胃。有利于惊蛰节气固护阳气。

烹饪妙招

制猪肉丸的时候，丸子尽可能要小些，太大的丸子不容易煮熟，营养也不容易被充分吸收。

韭菜肉丸二米粥

材料： 大米、小米、胡萝卜各50克，猪肉馅100克，韭菜150克。

调料： 酱油、盐各2克，五香粉3克，香油1克，葱花、姜末各适量。

做法：

1 锅内放水烧开，将洗净的大米、小米放入锅中，小火慢熬，熬出粥的香味。

2 肉馅放盆中，加葱花、姜末、五香粉、盐、酱油、香油搅匀成丸子馅备用；韭菜洗净，切段，备用；胡萝卜洗净，切片备用。

3 粥熬到快熟时，放胡萝卜片；将调好的肉馅制成小肉丸，放到粥里，加韭菜段，煮到肉丸完全熟透以后关火即可。

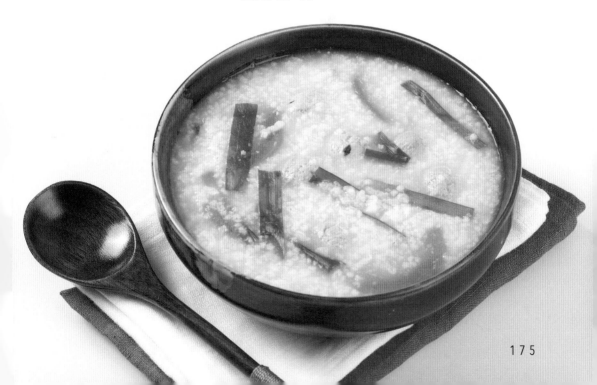

清明节气

清明时节的养生应注重与自然的同气相求，多食用应季的蔬菜水果，能帮助人体自我调节，以适应气候变化。可以多选择一些应季蔬菜煮粥，如荠菜、包菜、芦笋、蒜苗等。清明时节，空气冷热交替，很容易引发感冒和呼吸道疾病，因此可以多食用一些柔肝润肺的食材，如百合、豆腐等。

特色功效

荠菜可清肝明目，豆腐补养肺气。两者搭配可清肝火、补肺气，能够预防清明时节的流行性感冒。

烹饪妙招

鱼丸略有腥味，不习惯的还可以加少许香菜末去腥。

荠菜豆腐鱼丸粥

材料：荠菜、豆腐、大米各 100 克，鱼丸 5 个。
调料：盐 3 克，白胡椒粉 2 克，香油适量。
做法：
1 荠菜洗净，切碎末；豆腐洗净，切小块；大米洗净，浸泡 30 分钟，捞出备用。
2 锅内加适量水烧开，把大米放入锅中煮粥，煮至两沸后关火。将鱼丸、荠菜末、豆腐块放入粥中，继续小火熬煮 20 分钟，加盐、香油、白胡椒粉调味出锅。

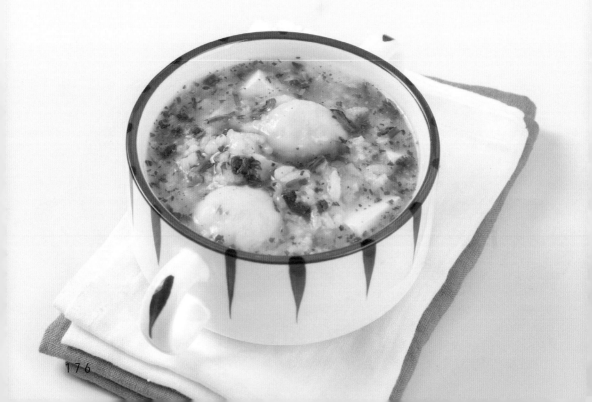

谷雨节气

谷雨前后虽利于进补吸收，但是要适当。谷雨时节，自然界阳气骤升，所以不能大补，否则易引起"春火"，人容易生肝火而诱发牙龈、皮肤和眼疾等。可以食用一些清淡养阳、疏肝益肺、补血益气的粥膳，以增强体质，为安然度夏打好基础。

特色功效

菜心可以养肝护肝，鸡蛋能够滋阴清热。将菜心和鸡蛋一起煮粥，有养肝清火的效果。

烹饪妙招

蛋液最后再倒入锅中，倒入后即可关火，粥的高温会将蛋液变成蛋花，并且口感滑嫩。

菜心鸡蛋粥

材料：大米、菜心各 100 克，鸡蛋 1 个。
调料：盐 3 克。
做法：

1 大米洗干净，在清水中浸泡 30 分钟；把菜心洗干净，去蒂，切成 2 厘米的段，控水备用；鸡蛋打入碗中，蛋液搅匀备用。

2 砂锅中放入清水，大火烧开后，将大米放入锅中，大火煮开后转小火熬煮 30~40 分钟，其间要用饭勺搅动锅内食材，防止煳锅。将菜心倒入锅内，继续煮 3~5 分钟，倒入蛋液。加入盐搅匀，关火即可。

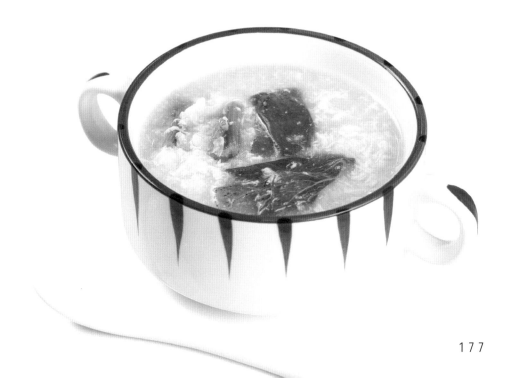

夏季养生粥

夏季是阳气最盛的季节，气候炎热、阳气外发，人体阳气运行也相应地旺盛起来。到了夏季，许多人都会出现烦躁、焦虑、激动、失眠等症状，这就是"上火"的一系列症状。中医认为"夏日属火，主心"，意思是夏季天气炎热，高温会影响身体气机的平衡，所以人就容易火气大，情绪焦躁。因此，防止夏天上火，宜喝清淡的粥食。

小满节气

小满时节，雨水增多，湿气加重，天气时常变得阴闷潮湿，这时饮食应以清淡爽口的素食为主，多食用清热利湿、健脾养阴的食物，如赤小豆、绿豆、薏米、芹菜、百合等。

特色功效

芹菜有平肝清热、祛风利湿等功效，可以用于调理失眠多梦等夏季多发问题；豆腐有清热解毒、生津润燥等功效；百合可滋阴润肺、清热解毒。

烹饪妙招

豆腐也可以切好小块，放热水中焯一下，然后再煮粥，可以去掉豆腐中的豆腥味。

芹菜百合豆腐粥

材料：芹菜、豆腐、大米各100克，干百合10克。

调料：盐2克，香油、姜丝各3克，葱末5克。

做法：

1 芹菜洗净，切碎末；豆腐洗净，切小块；干百合洗净泡软；大米洗净，用清水浸泡30分钟。

2 锅内加水适量烧开，放入大米煮粥，七成熟时加入豆腐块、百合、姜丝、葱末、盐，再煮至粥将熟，放入芹菜末煮开，调入香油即可。

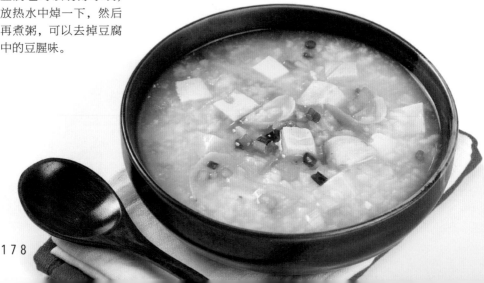

芒种时节，应喝一些清补的粥膳，尤其是中老年人，不要吃得过咸、过甜，以免引发血压、血脂、血糖波动。多吃清热利湿的食物，如绿豆、冬瓜等。

特色功效

此粥以猪肝和绿豆为主，猪肝补肝养血，绿豆利水消肿。一起煮粥可补肝养血、清热明目、美容润肤。

烹饪妙招

不要用铁锅煮绿豆，铁锅会使绿豆汤变成黑色。这是因为绿豆中含有鞣酸，鞣酸和铁能发生化学反应，生成黑色的鞣酸铁。不但影响食欲、味道，还会对人体有害。

猪肝绿豆粥

材料：新鲜猪肝50克，绿豆、大米各100克。
调料：盐3克。
做法：
1 绿豆洗净后用水浸泡4小时；大米洗净，用水浸泡30分钟；猪肝洗净，切片。
2 锅内加适量清水烧开，加入绿豆和大米同煮，大火煮开后转小火煮至九成熟，放入猪肝片，至粥熟后加盐调味即可。

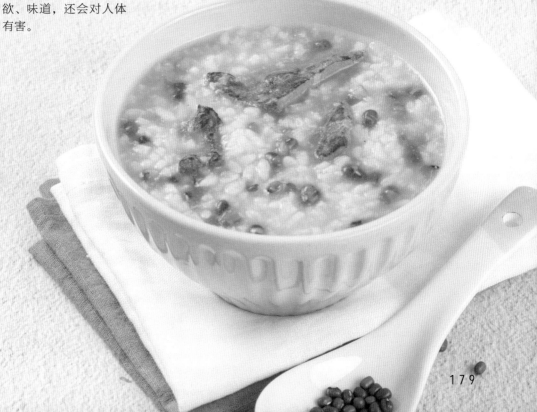

小暑节气

常言道"热在三伏"，小暑正是入伏天的开始。民间度过三伏天的办法是吃清凉消暑的食品。这种吃法是为了使身体多出汗，排出体内的各种毒素。如果天气炎热导致食欲不好，可以多喝粥，用荷叶加薏米或生姜加小米等熬煮成消暑粥，不仅解暑，还能祛湿。

特色功效

用滋阴补血、益肾壮阳的小米搭配可补脑健身、补气养血、滋补肝肾的鳝鱼煮粥，具有强身补血的功效，可以提高抗病能力。

烹饪妙招

将粗盐撒在鳝鱼身上，用力擦洗，这样便可把鳝鱼身上的黏液去掉，最后用水冲洗干净即可。

鳝鱼姜丝小米粥

材料： 小米 80 克，黄鳝 100 克。
调料： 盐 2 克，姜丝、葱末各 5 克。
做法：
1. 小米洗净；黄鳝去头和内脏，洗净，切段。
2. 锅内加适量清水烧开，加入小米，大火煮开后转小火煮约 15 分钟，放入黄鳝段、姜丝，转小火熬至粥黏稠，加盐、葱末调味即可。

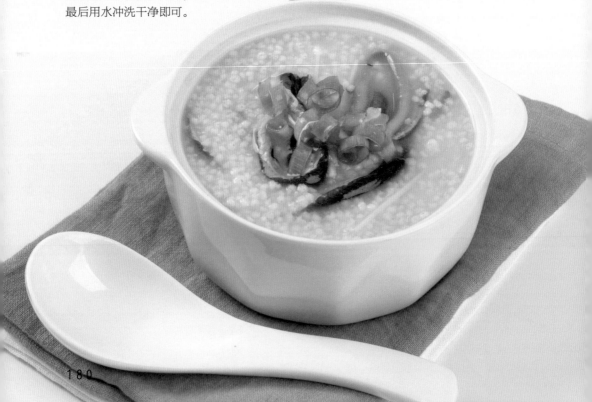

大暑节气

大暑正值中伏前后，是一年中最热的时期。大暑时节，除炎热外，还会出现多雨的天气，气候特点以潮湿闷热为主。所以，从中医养生学的角度，要特别注意对暑湿的预防。暑湿侵害人体可出现胸膈满闷、饮食无味、口中黏腻等症状，所以喝一碗消暑清热的粥进行调养效果更佳。

特色功效

冬瓜可健脾利湿，猪排可以滋阴润燥、补虚，两者搭配煮粥，可清热祛湿、增强食欲。

烹饪妙招

不喜欢吃葱或姜，可以选择不加。排骨煮的时间太短，可能会煮不烂，因此可以小火适当增加烹饪的时间，确保入口即化。

冬瓜排骨玉米粥

材料： 冬瓜 100 克，猪肋排 500 克，嫩玉米粒、大米各 50 克。

调料： 香葱末 10 克，姜末 5 克，盐、白胡椒粉各 3 克。

做法：

1 大米、嫩玉米粒洗干净，提前在清水中浸泡 30 分钟；冬瓜去皮，洗净，切小块；猪肋排洗净后剁成寸段，放入清水中浸泡 20 分钟，尽量泡出血水。

2 锅内加清水烧开，将肋排放进去煮 10 分钟，捞出备用。

3 锅中放入清水，大火烧开后，将大米、嫩玉米粒放入锅中，大火煮开转小火熬煮 20 分钟，其间要用饭勺搅动锅内食材，防止煳锅。

4 将焯好的排骨段、冬瓜块、姜末放入锅中搅匀，继续煮 40 分钟；将盐、白胡椒粉、香葱末撒入锅中，搅匀后关火即可。

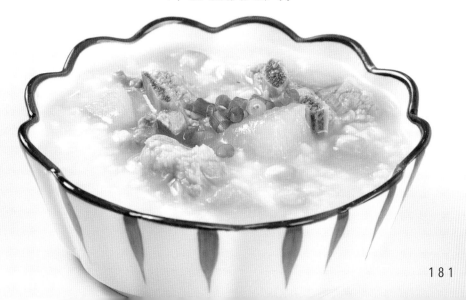

秋季养生粥

到了秋天，一些人很容易有强烈的干燥感，皮肤一下子变得十分干燥，咳嗽、口干、喉咙痛等也伴随而来，因为秋季由热转寒，自然也从"生长"转向"收藏"，燥成为秋季的主气，所以我们会出现口干、唇红、便秘、皮肤干燥等症状。《黄帝内经》中提出秋冬养阴除燥的原则，秋天我们需要多喝一些滋阴润燥的粥。

处暑节气

处暑的意思是夏天的暑热正式终止，迎来秋高气爽的初秋。秋季燥字当令，所以应当注意润补，即养阴生津润肺，采取平补、润补相结合的方法，以达到养阴润肺的目的。可适当多吃一些莲子、山药、银耳等食物，少吃葱、姜、蒜等辛辣食物。

特色功效

秋葵有清肺热、缓解疲劳的作用。秋葵分泌的黏蛋白可促进胃肠蠕动，帮助消化，保护胃壁，对改善消化不良有益处。

烹饪妙招

鲜虾在烹饪前最好去除虾线，否则会有腥味。去除方法也比较简单，可以用刀轻轻划开虾背取出虾线，也可用牙签直接从虾尾将虾线抽出。

秋葵鲜虾粥

材料： 秋葵80克，鲜虾25克，大米50克，猪肉20克。
调料： 盐3克。
做法：
1 秋葵洗净，切片；鲜虾去头，去壳，洗净，加少许盐腌渍；猪肉洗净，切末；大米洗净。
2 锅内倒适量水大火烧开，放入大米煮30分钟，再加入鲜虾、猪肉末稍煮，加入秋葵片煮5分钟即可。

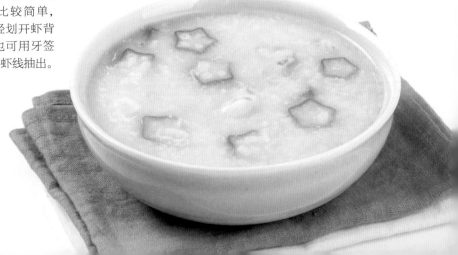

白露节气

白露前后的天气体现了秋季最明显的干燥特点，雨少天干，燥邪伤人，容易耗人津液，使人出现口干、唇干、鼻干、咽干及大便干结、皮肤干裂等症状。可以喝一些滋阴润燥、宣肺化痰的粥，来缓解秋燥。

特色功效

银耳能滋阴养肺、延缓衰老。银耳和大米、小米搭配食用，可补中益气、健脾和胃，提高肝脏解毒能力，弥补了秋季肺气较弱的形势。

烹饪妙招

泡发银耳的时候，在水中加一勺白醋，可以让银耳快速泡发好。

银耳二米粥

材料： 大米、小米各50克，银耳（干品）5克。
调料： 冰糖10克。
做法：

1. 大米、小米各洗净，大米用水浸泡30分钟；银耳用水泡发，洗净，去黄蒂，撕成小朵。
2. 锅置火上，倒入适量清水大火烧开，加大米、小米、银耳煮沸，转小火煮至米粒软烂。加入冰糖煮至冰糖化开，拌匀即可。

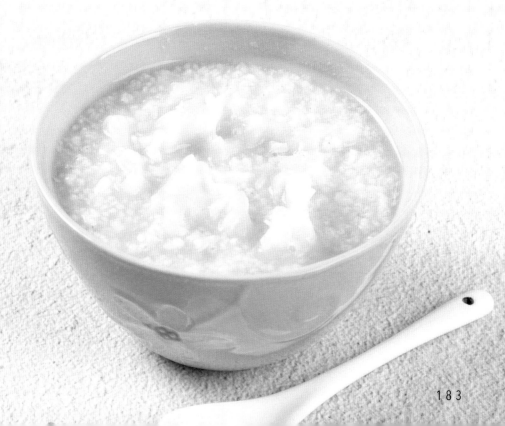

寒露节气

寒露时节，气温比白露时更低，地面的露水更凉，快要凝结成霜了。寒露标志着天气由凉爽向寒冷过渡。寒露节气的饮食调理以养阴生津，抵御寒凉为主。最好吃温食，喝热粥，煮粥常选食材有香蕉、甘蔗、冬瓜、红枣等。

特色功效

糯米温补脾胃，防止胃寒；香蕉有生津止渴、润肺滑肠的作用。二者一起煮粥，不仅能健脾养胃、生津止渴、润肺滑肠，还能更有效地防治便秘。

烹饪妙招

煮粥最好不选青香蕉，因青香蕉含有很多鞣酸，具有收敛作用，吃多了容易便秘。

香蕉糯米粥

材料： 糯米 100 克，香蕉 1 根。
调料： 冰糖 5 克。
做法：

1 糯米洗净，用水浸泡 1 小时；香蕉去皮，切片。
2 锅内加适量清水烧开，倒入糯米，用大火煮开后转小火煮 30 分钟，至米粒熟烂，加香蕉片煮沸，加入冰糖煮 5 分钟至冰糖化开即可。

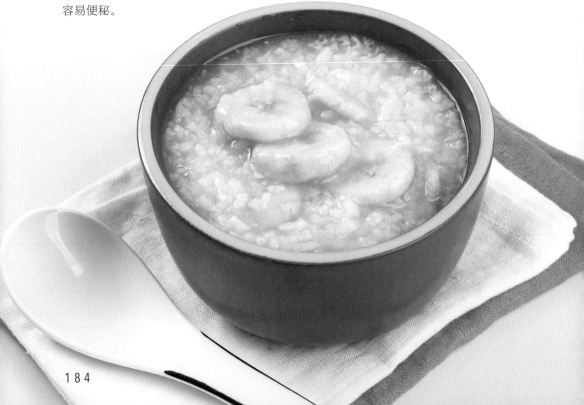

霜降节气

霜降是秋季的最后一个节气，也意味着冬天即将来到。霜降表示天气更冷了，霜水凝结成霜。谚语有云"补冬不如补霜降"，中医认为"秋补"比"冬补"更重要，深秋宜少吃辛味，喝有温补作用的粥膳。

特色功效

香菇可补虚、健脾、化痰，还可以提高身体免疫力；牛肉可补脾胃、强筋骨、益气血。这款粥有增强体质和免疫力的功效。

烹饪妙招

切成肉粒的牛肉很容易煮熟；表面干爽、不粘手的牛肉是好牛肉。

香菇牛肉粥

材料： 大米 80 克，牛肉 60 克，鲜香菇 30 克。
调料： 葱末、盐 3 克。
做法：

1 大米洗净，用水浸泡 30 分钟；牛肉洗净，切小块，清水煮熟；香菇洗净，切块。
2 锅内加适量清水烧开，加入大米，煮开后转小火煮 30 分钟，加入牛肉块、香菇块煮 15 分钟，加盐、葱末即可。

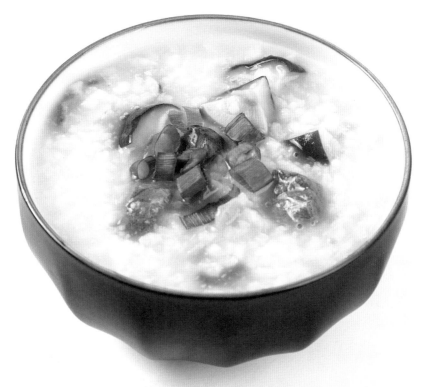

冬季养生粥

寒是冬季的主气，寒和风、湿、暑、燥、火一样，同为外邪。寒为阴邪，多伤阳气。所以冬季养生需要"养藏"和"助阳"。中医对冬季的饮食调养提出了一个原则——"虚者补之，寒者温之"。归纳起来，就是温补。温补有利于滋养五脏，强身健体。煮粥，可以选用羊肉等温热食物，核桃仁、芝麻等具有温肾补阳的功效，也可以入粥。

小雪节气

小雪节气，人体中寒气旺盛，在这个季节多吃一些温阳的粥膳，不仅能够补养肾气，还可以抵抗寒冷。可以温补阳气的食物有：板栗、桂圆、红枣、羊肉、山药、虾仁等。

特色功效

山药可健脾固肾，虾仁可温补肾阳。两者搭配煮粥，可温肾健脾、抵御寒冷。

烹饪妙招

煮粥时，山药熬煮的时间最好不要过长，久煮容易使山药中所含的淀粉酶遭到破坏，降低其健脾、助消化的功效。

山药虾仁粥

材料：大米 100 克，山药 80 克，虾仁 50 克。
调料：葱末 5 克，盐 3 克。
做法：

1 山药去皮，洗净，切块；大米洗净，用水浸泡 30 分钟；虾仁洗净，去虾线。
2 锅内加适量清水烧开，加入大米，大火煮开加入山药块，继续煮 25 分钟，加入虾仁、盐和葱末，煮 2 分钟即可。

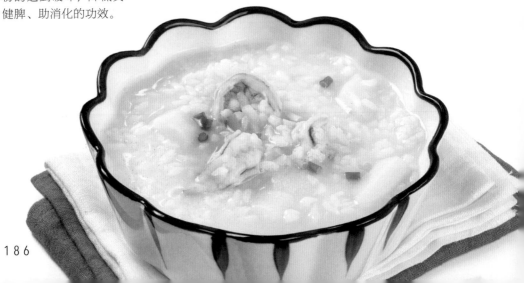

大雪
节气

大雪，顾名思义，是雪量大的意思。到了这个时候，雪往往下得大，范围广，天气会越来越寒冷。在寒冷的天气里，应该选择一些温热补益的食物来煮粥调节自己日常的饮食，以达到强身健体和暖身御寒的目的。可选择桂圆、核桃仁、木耳、葡萄干等，对于改善身体虚寒、阳气不足的症状效果较好。

特色功效

桂圆肉可温阳补肾，黑豆可滋阴降火，红枣温补脾胃。三者搭配煮粥可以御寒保暖，增强体质。

烹饪妙招

桂圆肉含糖量高，极易遭虫蛀，因此在烹调前一定要仔细检查，虫蛀过的桂圆是不宜食用的。

桂圆豆枣粥

材料： 桂圆肉 15 克，黑豆 30 克，红枣 3~5 枚，大米 60 克。

调料： 糖桂花适量。

做法：

1 黑豆用水浸泡至发胀；红枣洗净，切开去核；大米洗净，浸泡 30 分钟。

2 黑豆放入锅中，加适量水，大火烧沸后，转小火慢慢熬煮至五成熟时，加入红枣及大米，继续熬煮至豆烂熟时，加入桂圆肉稍煮片刻，停火后闷 5 分钟左右，调入糖桂花即可。

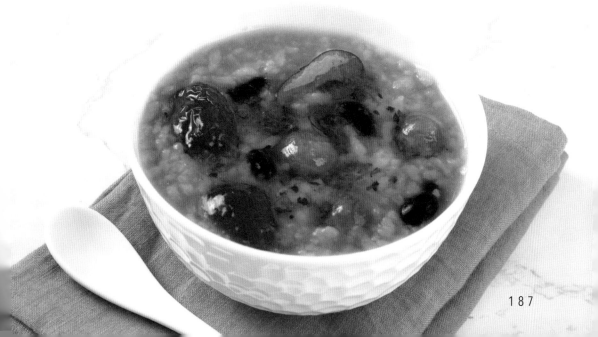

小寒节气

小寒是二十四节气中的第二十三个节气，标志着气候开始进入一年中较寒冷的一段日子。小寒是进补的好时机，更是补肾的好时节。小寒节气可用山药、黑豆、羊肉等养肾食物煮粥；宜食温性食物。煎、烤、炸等燥热食物应当少吃。同时要少食生冷食物。

特色功效

人参和黄芪可以补气血、暖身体，羊肉可以补肾阳。三者一起煮粥，是冬季很好的滋补品。

烹饪妙招

人参是补药，但宜小量服用，每日1~2克即可。青少年、高血压患者，及有实证、热证等的人都不宜服用。

参芪羊肉粥

材料： 大米100克，羊肉200克，人参3克，黄芪10克。

调料： 老姜50克，料酒10克，盐3克。

做法：

1 大米洗净，用水浸泡30分钟；羊肉洗净，切块，焯水捞出，用温水洗去浮沫；老姜洗净，用刀拍松；人参、黄芪洗净，放入清水中，煎取药汁，待用。

2 锅内倒入适量水烧开，加入大米，煮开后放入料酒、老姜、药汁、羊肉块，大火烧开后转小火煮1小时，加盐调味即可。

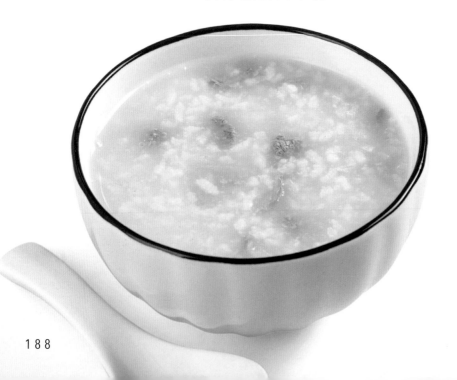

大寒节气

大寒是二十四节气中的最后一个节气。此时，是我国大部分地区一年中最冷的时期，风大、低温，呈现出冰天雪地、天寒地冻的景象。大寒时节养生的基本原则应以"藏热量"为主，植物的根茎是蕴藏热量的仓库，多用根茎类蔬菜煮粥，能快速提升人体的抗寒能力。

特色功效

红米含有丰富的淀粉、植物蛋白质和铁质，可补充消耗的体力，能有效舒缓疲劳、精神不振和失眠等症状；南瓜具有补中益气的作用。

烹饪妙招

如果没有蜂蜜，也可以加适量红糖代替。

南瓜红米粥

材料： 红米 50 克，南瓜 100 克，红枣 5 枚，赤小豆 20 克。

调料： 蜂蜜 5 克。

做法：

1 红米、赤小豆洗净后用水浸泡 4 小时；南瓜去皮去瓤，洗净，切小块；红枣洗净，去核。

2 锅内加适量清水烧开，加入红米、赤小豆、红枣、大火煮开后转小火煮 40 分钟，加南瓜块煮至米烂豆软，放温，加蜂蜜调味即可。

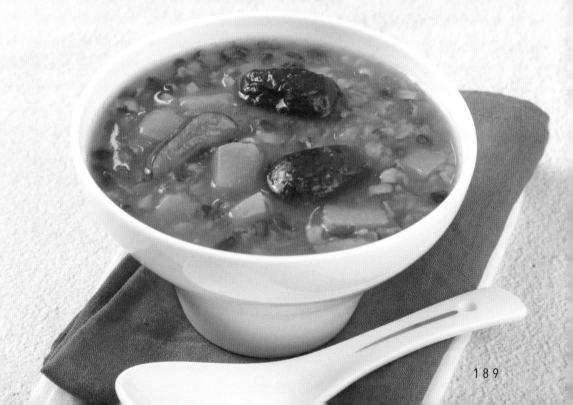

全书养生粥索引

注：中医养生、治病讲求因人而异、辨证施治，具有个体化差异，书中所列粥膳食疗方供读者朋友参考，具体使用时请根据自己身体状况，在中医养生学理论及专业医生指导下进行，切忌不切实际盲目使用。

五谷杂粮粥

小麦粥 / P22
小麦红枣粥 / P23
赤小豆粥 / P24
赤小豆黑米粥 / P25
绿豆粥 / P28
绿豆玉米粥 / P29
绿豆薏米粥 / P29
薏米麦片赤小豆粥 / P25
薏米粥 / P40
小米菠菜粥 / P31
小米南瓜燕窝粥 / P69
小米红枣砂仁粥 / P145
银耳二米粥 / P183
蚕豆粥 / P38
蚕豆赤小豆福寿粥 / P39
玉米薏仁赤豆粥 / P41
扁豆粥 / P54
扁豆糙米粥 / P55
扁豆薏米红枣粥 / P55
腐浆（豆浆）粥 / P64
豆浆核桃五谷粥 / P65
红薯面粉小米粥 / P67
八宝黑米芡实粥 / P117
黑芝麻桂圆粥 / P129
胡麻（黑芝麻）粥 / P134
黑芝麻山药粥 / P135
黑芝麻核桃粥 / P135
糙米枸杞香菇咸粥 / P137
面粥 / P66
暖胃养生粥 / P146

蔬菜粥

菠菜粥 / P30
苋菜粥 / P44
苋菜玉米糁粥 / P45
山药薏米柿饼粥 / P57
芥菜粥 / P60
山药粥 / P114
山药薏米芡实粥 / P117
山药薏米茯苓粥 / P123
藕粥 / P58
甜藕雪梨粥 / P59
鲜藕百合枇杷粥 / P168
银耳莲子糯米燕窝粥 / P69
银耳菊花粥 / P149
木耳柿饼粥 / P57
木耳粥 / P76
木耳豆腐粥 / P77
韭叶（韭菜）粥 / P78
莱菔（白萝卜）粥 / P104
南瓜麦冬粥 / P155
南瓜红米粥 / P189
番茄枸杞玉米粥 / P167
冬瓜海带粥 / P171
芹菜百合豆腐粥 / P178

水果干果粥

雪梨银耳百合粥 / P27
苹果红枣葡萄干甜粥 / P43
马蹄甘蔗粥 / P63
蔗浆粥 / P62

甘蔗雪梨粥 / P63

蓝莓山药粥 / P115

香蕉糯米粥 / P184

红枣粥 / P42

花生红枣山药粥 / P43

花生百合莲藕粥 / P59

花生芝麻面糊粥 / P67

柿饼粥 / P56

栗粥 / P72

板栗荞麦南瓜粥 / P73

补肾板栗粥 / P73

胡桃（核桃仁）粥 / P74

核桃木耳红枣粥 / P75

核桃紫米粥 / P75

松子仁粥 / P118

松子仁黑芝麻山药粥 / P119

五仁粥 / P119

龙眼（桂圆）肉粥 / P128

桂圆豆枣粥 / P187

肉蛋奶粥

羊肉枸杞麦仁粥 / P23

羊肉粥 / P48

燕麦羊肉粥 / P49

胡萝卜羊肉粥 / P49

吴茱萸羊肉粥 / P109

山药羊肉粥 / P115

白萝卜羊肉大米粥 / P173

参芪羊肉粥 / P188

羊肝粥 / P36

羊肝胡萝卜粥 / P37

羊肝枸杞松子仁粥 / P37

羊肾粥 / P84

枸杞子羊肾粥 / P85

白果羊肾粥 / P85

羊脊骨粥 / P86

羊脊骨红枣粥 / P87

高良姜羊脊骨粥 / P87

砂锅牛肉苋菜粥 / P45

白萝卜牛肉粥 / P105

板栗牛肉山药粥 / P169

香菇牛肉粥 / P185

猪髓（骨）粥 / P80

香菇猪髓（骨）粥 / P81

猪肚粥 / P82

四味猪肚粥 / P83

芥菜糯米瘦肉粥 / P61

牛蒡根瘦肉粥 / P151

莲藕排骨玉米粥 / P172

冬瓜排骨玉米粥 / P181

韭菜肉丸二米粥 / P175

菠菜猪肝粥 / P31

猪肝绿豆粥 / P179

香菇鸡肉粥 / P51

鸡肉木耳粥 / P77

鸡丝花椒小米粥 / P164

豆芽鸡丝大米粥 / P166

鸡汁粥 / P50

山药鸡蓉粥 / P51

乌鸡糯米葱白粥 / P95

当归熟地乌鸡粥 / P143

春笋乌鸡粥 / P170

茶树菇乌鸡大米粥 / P174

鸭汁粥 / P70

冬瓜鸭块粥 / P71

胡萝卜鸭腿粥 / P71

花椒鸡蛋粥 / P163

菜心鸡蛋粥 / P177

牛乳粥 / P52

奶香麦片粥 / P53

小米蛋花奶粥 / P53

海鲜、水产粥

淡菜粥 / P32

淡菜胡萝卜鸡丝粥 / P33

淡菜皮蛋粥 / P33

韭菜虾仁粥 / P79

韭菜子虾仁粥 / P141

秋葵鲜虾粥 / P182

山药虾仁粥 / P186

韭菜牡蛎蛋粥 / P79

海参粥 / P88

香菇海参小米粥 / P89

海参芹菜粥 / P89

枇杷叶清香鲈鱼粥 / P103

鲤鱼粥 / P120

赤小豆鲤鱼粥 / P121

蚕豆牛奶鲫鱼粥 / P39

砂仁鲫鱼粥 / P145

荠菜豆腐鱼丸粥 / P176

鳝鱼姜丝小米粥 / P180

养生药粥

生姜红糖葱白粥 / P95

姜粥 / P96

驱寒姜枣粥 / P97

干姜花椒粥 / P163

葱白粥 / P94

百合粥 / P26

百合南瓜粥 / P27

百合莲子绿豆粥 / P127

梅花粥 / P34

梅花山药糯米粥 / P35

梅花百合银耳长寿粥 / P35

山楂薏米陈皮粥 / P41

山楂红枣莲子粥 / P127

佛手柑粥 / P46

玫瑰佛手冰糖粥 / P47

陈皮山药佛手粥 / P47

燕窝粥 / P68

薄荷粥 / P98

薄荷玉米冰糖粥 / P99

藿香粥 / P100

防风藿香粥 / P101

砂仁藿香粥 / P101

枇杷叶粥 / P102

枇杷叶薏米菊花粥 / P103

茗粥 / P106

绿茶荷叶消暑粥 / P107

吴茱萸粥 / P108

莱菔子（萝卜子）粥 / P110

莱菔子山楂粥 / P111

苏叶粥 / P112

苏叶陈皮粥 / P113

芡实粥 / P116

白茯苓粥 / P122

人参茯苓二米粥 / P123

车前子粥 / P124

茯苓车前子粥 / P125

莲肉粥 / P126

枸杞桂圆莲子粥 / P129

枸杞子粥 / P136

枸杞子桑葚粥 / P137

淡竹叶粥 / P130

麦冬竹叶粥 / P131

酸枣仁粥 / P132

酸枣仁莲子粥 / P133

肉苁蓉粥 / P138

肉苁蓉麦冬粥 / P139

韭子粥 / P140

地黄粥 / P142

砂仁粥 / P144

菊花粥 / P148

菊花绿豆粥 / P149

牛蒡根粥 / P150

荷叶粥 / P152

荷叶枸杞山楂粥 / P153

荷叶莲子枸杞粥 / P153

麦门冬粥 / P154

贝母粥 / P156

川贝冰糖雪梨粥 / P157

芦根川贝粥 / P157

杏仁粥 / P158

杏仁酸梅粥 / P159

苏子粥 / P160

苏子麻仁粥 / P161

花椒粥 / P162